やさしい運動生理学

【編著】杉 晴夫　帝京大学名誉教授

改訂第2版

南江堂

■編 集
杉　晴夫　　すぎ　はるお　　　帝京大学名誉教授

■執 筆
杉　晴夫　　すぎ　はるお　　　帝京大学名誉教授
斎藤　望　　さいとう　のぞむ　獨協医科大学名誉教授
鈴木裕一　　すずき　ゆういち　仙台青葉学院短期大学副学長
佐藤昭夫　　さとう　あきお　　元 人間総合科学大学人間科学部教授

（執筆順）

改訂第2版の序

　本書の前身である『運動生理学』は1988年，栄養士養成課程のカリキュラムの大幅な改定により新たに加えられた同名科目の教科書として執筆されたものであった．このカリキュラム改定の目的は，栄養の専門家として，中・高齢者の健康寿命の延長に積極的に関わることのできる人材の育成にあった．つまり，運動のトレーニング効果の生理学的知見に基づき，健康な人々あるいは健康に悩みを抱える人々に対し適切な生活指導やトレーニングのプログラム（運動処方）を実施する能力を身に付けることに重点が置かれた．

　幸い『運動生理学』は，多くの栄養士養成に携わる方々のご支持により版を重ねて，2006年に書名を『やさしい運動生理学』に変更し，現在に至っている．これは編者，著者らにとって望外の喜びである．

　改訂第2版では，近年の運動生理学の発展による新たな知見を加え，また，活動強度の指標・基準値を，昨今の主流，傾向や厚生労働省策定の各指針・基準と対応させるため，代謝に関する各章の記述に大幅な改訂を行った．しかし，従来からの編集方針，つまり"平均的な社会生活を営んでいる人々の健康の維持と増進に役立つ知見に焦点をしぼること"は堅持されている．

　『運動生理学』刊行から30年近くが経過した現在，わが国の中・高齢者における生活習慣病，精神的ストレスなどの難問は，解決されるどころかますます深刻の度合いを高めているように思われる．本書により運動生理学を学ばれる学生諸君が，わが国の社会が抱えるこれらの難問の解決に努力されることを願って止まない．

　平成28年10月

　　　　　　　　　　　　　　　　　　　　　　　　　　　　編集者　杉　　晴　夫

初版の序

　現在わが国が抱える最も深刻な問題の筆頭に挙げられるのは，平均寿命の延長にともなう総人口に対する高齢者の比率の増大と，身体の障害や認知症に悩む高齢者の介護である．よく知られているように，高齢者に対する年金をふくむ社会保障費の財政基盤は既に破綻しており，また核家族化現象により，障害を持つ高齢者の介護はもっぱら国公私立の介護施設に委ねられている．

　このような憂慮すべき事態の抜本的な解決は，健康の維持と増進の三本の柱である運動，栄養，休養，の意味の正しい理解に基づき，適切な助言と指導を行う能力をもった人々を養成し，これらの人々の活動によりすべての高齢者が「すこやかな老後」を送るようになることであろう．この活動の中心となるのは栄養士でなければならない．

　本書の前身である教科書「運動生理学」は，以上のべたような理念の実現のため1988年に栄養士養成課程が改定された機会に出版されたものであるが，読者の好評を得てこれまで版を重ねてきた．このたびこの教科書の内容に大幅な増補，改訂を行って「やさしい運動生理学」として出版することになった．

　本書には他の運動生理学の教科書には見られない大きな特色がある．まずひとつは，トレーニング効果の分子レベルでの仕組みを詳しく解説していることである（第4章）．この研究分野は国外では日進月歩で進展しているにもかかわらず，わが国の教科書では全く触れられていない．筆者は心筋の適応現象を東大の循環器研究グループと研究していたので，この記述を容易に行うことができた．トレーニング効果の真の理解はこの章を読むことによって得られると確信している．

　本書のいまひとつの特色は，本書の前身の教科書以来の方針として，運動処方の作成法をいろいろな具体例に即して丁寧に解説していることである（第6章）．この章は共著者のひとり，佐藤の労作である．

　本書の内容は栄養士養成カリキュラムの目標にそって，もっぱら平均的な生活を営む社会人や家庭の主婦等の健康の維持と増進に焦点が絞られている．従って本書は栄養士のみならず，医師，看護師，薬剤師，理学療法士，作業療法士の養成カリキュラムにも十分役立つものである．さらに広く一般の読者が座右に置く健康の増進の入門書としても好適であろう．

　本書が読者の方々の広汎な支持を得て，わが国が現在抱えている難問の解決に貢献することを心から願うものである．

平成18年10月

編集者　杉　　晴　夫

目　次

1. 健康の増進と運動 ────────────────────（杉　晴夫）─1
- A. 健康の増進とは …………………… 1
- B. 現代人の生活状況の問題点 ………… 3
  - ① 運動不足 ………………………… 3
  - ② 栄養の過剰──肥満 …………… 4
    - a. 食物のエネルギーと運動のエネルギーのバランス ……………… 4
    - b. 肥満度の判定 ………………… 4
  - c. 肥満による身体の障害 ………… 10
  - ③ 加齢 ……………………………… 12
  - ④ 精神的ストレス──精神的健康 …… 13
- C. 健康の増進における運動の意義と栄養士の役割 ……………………… 14
- ■ 練習問題 ………………………… 15

2. 身体運動のしくみ ────────────────────（杉　晴夫）─17
- A. 骨格筋の収縮するしくみ ………… 17
  - ① 骨格筋の構造 …………………… 17
  - ② 骨格筋の収縮するしくみ ……… 19
  - ③ 筋収縮の様式 …………………… 21
  - ④ 骨格筋の収縮の神経系による調節 …… 22
- B. 骨格筋収縮時のエネルギー供給 …… 28
  - ① クレアチンリン酸機構 ………… 28
  - ② 乳酸性機構 ……………………… 29
  - ③ 好気性エネルギー産生機構 …… 30
- C. 身体運動と呼吸器および循環器系のはたらき ……………………… 32
  - ① 呼吸器系のはたらき …………… 32
  - ② 循環器系のはたらき …………… 38
- ■ 練習問題 ………………………… 47

3. 運動とエネルギー代謝 ──────────────（斎藤　望，杉　晴夫）─49
- A. エネルギー代謝とは ……………… 49
- B. 食物のエネルギー ………………… 49
- C. エネルギー代謝率の測定 ………… 51
  - ① 直接法 …………………………… 51
  - ② 間接法 …………………………… 52
  - ③ 呼吸比（RQ） …………………… 52
  - ④ 非タンパク呼吸比 ……………… 53
- D. 基礎代謝率（BMR） ……………… 54
- E. 食事誘発性熱産生（DIT） ……… 55
- F. 運動時のエネルギー代謝率（RMR） … 56
- G. メッツ（METS） ………………… 56
- H. 身体活動レベル …………………… 59
- I. 推定エネルギー必要量 …………… 60
- J. 最大酸素摂取量（$\dot{V}O_2max$） …… 61
  - a. 直接法による測定 ……………… 62
  - b. 心拍数による $\dot{V}O_2max$ の測定 …… 63
  - c. 12分間走テストによる推定法 …… 64
  - d. $\dot{V}O_2max$ の個人差 ……………… 64
- K. 無酸素性作業閾値 ………………… 66
- ■ 練習問題 ………………………… 67

4. トレーニングとその効果 　　　　　　　　　　　　　　　　　　　　　　　（杉　晴夫）——69

- A. トレーニング運動の種類と方法 …… 69
  - 1 無酸素トレーニング ………… 69
  - 2 有酸素トレーニング ………… 70
  - 3 トレーニングの持続時間と頻度 …… 72
- B. トレーニングの原則 ……………… 73
  - 1 過負荷の原則 ………………… 74
  - 2 特異性の原則 ………………… 75
  - 3 個人差の原則 ………………… 76
  - 4 可逆性の原則 ………………… 77
- C. トレーニングの効果 ……………… 77
  - 1 筋線維と骨密度 ……………… 77
  - 2 心臓 …………………………… 80
  - 3 肺 ……………………………… 80
  - 4 末梢血管系 …………………… 80
  - 5 心拍数からみたトレーニング効果 …… 81
  - 6 肥満の解消 …………………… 83
  - 7 骨粗鬆症を予防するトレーニング …… 84
- D. 遺伝子によるトレーニング効果の発現 ……………………………… 84
  - 1 DNAの遺伝暗号のmRNAによる転写 ………………………………… 85
  - 2 リボソームでのタンパク質合成 …… 85
  - 3 遺伝子による適応過程のしくみ …… 88
  - 4 筋肉のタンパク質のアイソフォーム …… 88
- ■練習問題 ……………………………… 92

5. 運動と栄養 　　　　　　　　　　　　（E-1〜3, 6　鈴木裕一，A〜D, E-4, 5　杉　晴夫）——93

- A. 栄養素の燃焼によるエネルギー産生 … 93
  - 1 栄養素によるATP産生反応 ……… 93
  - 2 嫌気性機構と好気性機構 ………… 94
  - 3 ビタミンの役割 ……………… 95
- B. 運動時の栄養素の利用 …………… 95
  - 1 運動開始時および激しい運動時の糖質利用 …………………………… 95
  - 2 中程度の運動強度の運動時の糖質と脂質の利用 ……………………… 96
  - 3 タンパク質のエネルギー産生への利用 …………………………………… 97
  - 4 アラニン-グルコースサイクル …… 97
  - 5 栄養素の相互変換 …………… 98
- C. ミネラルと運動 …………………… 98
  - 1 カルシウム（Ca）と骨粗鬆症 …… 98
  - 2 ナトリウム（Na），カリウム（K）および塩素（Cl）……………… 99
  - 3 鉄（Fe）……………………… 99
  - 4 その他のミネラル …………… 99
- D. 活性酸素と運動 …………………… 100
  - 1 活性酸素とは ………………… 100
  - 2 活性酸素の発生による害 …… 100
- E. 運動選手と栄養 …………………… 100
  - 1 運動選手の食事 ……………… 100
  - 2 トレーニング時の栄養補給 …… 102
  - 3 競技当日の食事と栄養補給 …… 103
  - 4 筋肉中のグリコーゲン量を増大させる糖質ローディング法 …… 103
    - a. 古典的糖質ローディング法 …… 103
    - b. 新しい糖質ローディング法 …… 103
  - 5 運動時の水分と電解質の補給 …… 104
  - 6 運動選手とサプリメント ……… 105
    - a. ビタミン・ミネラル ………… 105
    - b. カフェイン ………………… 105
    - c. アルカリ食品 ……………… 106
    - d. ドーピング ………………… 106
  - 7 オーバートレーニングによる慢性疾患の防止 ………………… 106
  - 8 フードガイド ………………… 107
- ■練習問題 ……………………………… 108

6. 運動処方と運動負荷検査の実際 〔佐藤昭夫・杉　晴夫〕——109

- A. 運動処方作成の手順 ……………109
  - ① 基礎調査 …………………………109
  - ② 医学的検査（スクリーニング検査）…109
  - ③ 運動負荷検査 ……………………110
    - a. 運動負荷時の検査項目 ………110
    - b. 運動負荷の種類 ………………110
    - c. 運動負荷検査の手順 …………111
  - ④ 体力検査 …………………………111
  - ⑤ 運動処方の決定 …………………111
- B. 運動負荷検査と体力検査の実際 ……112
  - ① 運動負荷の方法 …………………112
  - ② 運動負荷時の測定項目 …………113
  - ③ 運動負荷検査の安全管理 ………114
  - ④ 体力検査 …………………………115
    - a. 筋力 ……………………………116
    - b. 敏捷性 …………………………116
    - c. 瞬発力 …………………………116
    - d. 柔軟性 …………………………117
    - e. 全身持久力 ……………………117
    - f. 体力の総合評価 ………………117
- C. 運動処方の内容 ……………………118
  - ① 運動種目 …………………………118
  - ② 運動強度および持続時間 ………119
  - ③ 運動の頻度 ………………………119
  - ④ 運動の期間と運動処方の調整 …120
    - a. 開始期 …………………………120
    - b. 漸増期 …………………………120
    - c. 維持期 …………………………120
  - ⑤ 運動時の安全管理 ………………120
- D. 運動処方の実際 ……………………121
  - ① 健康成人のための運動処方の作成の手順 ………………………………121
    - a. 基礎調査 ………………………121
    - b. 医学的検査，運動負荷検査および体力検査 ……………………………123
    - c. 運動処方の実際 ………………123
  - ② 肥満者のための運動処方 ………125
    - a. 運動処方の実際 ………………127
  - ③ 幼児のための運動処方 …………128
  - ④ 高齢者のための運動処方 ………129
  - ⑤ 発育期の子供のための運動処方 …129
  - ⑥ 妊婦のための運動処方 …………130
  - ⑦ 糖尿病患者のための運動処方 …131
  - ⑧ 高血圧の人のための運動処方 …132
  - ⑨ 心疾患患者のための運動処方 …132
  - ■ 練習問題 …………………………133

参考書 ——135

索引 ——137

1 健康の増進と運動

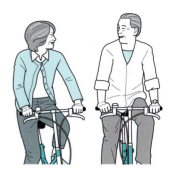

　昔, 秦の始皇帝が不老不死の薬を求めたように「健康・長寿」は昔から現在に至るまですべての人々が希望するところである. 医療技術の進歩によりわが国の平均寿命は80歳を超えるようになり, もはや「長寿」はわれわれにとって当然のこととなりつつある. ここで問題となるのが「長寿」に伴う「健康」である. 本章ではまずわれわれの目標である「健康の増進」の意味について説明し, 次いでこの目標への障害となる, 現代人の運動不足, 栄養の過剰による肥満について論議し, これら問題を解決するための運動の意義を説明する.

A. 健康の増進とは

　近年, 健康の増進の必要性が強調され, この目的達成のため, わが国各地に健康増進センターが設置されつつある. ここではまず「健康の増進とは何か」について考えてみよう.

　われわれの周囲の人々をみわたしてみると, 健康で毎日仕事にはげんでいる人, ときどき体の不調を訴える人, ときどき病気で寝込んでしまう人, 重い病気で入院治療を受けている人などさまざまである. このように人々は単純に健康人と病人に分けられるものではなく, このあいだにいろいろな段階, つまり病気の前段階があることがわかる. 病気の前段階にある人は潜在的病人とみなされる. 外見的に健康で体の不調を感じなくても, 潜在的病人は多数存在する. 東洋医学ではこれを未病という.

　医療技術の進歩により, 種々の感染症など, 昔は難治あるいは不治であった病気がしだいに根絶され, その結果, わが国の平均寿命は著しく延長し, 世界一となっている. しかし寿命の延長とともに中・高年者特有の病気（糖尿病, 高血圧, 動脈硬化, 心疾患など）が新たな問題となって登場してきた. このような病気をまとめて生活習慣病（成人病）という. 生活習慣病を引き起こす主な要因には ① 運動不足, ② 栄養の過剰, ③ 加齢, および ④ 精神的ストレスの四つがあげられるが, あとで詳しく述べるように, この四つの要因はいずれも現代の文明生活と深く関わりがある. 生活習慣病はこれらの要因の長期間の蓄積によって徐々に発病するので, 発病に至るまでに多くの前段階が存在する.

1 健康の増進と運動

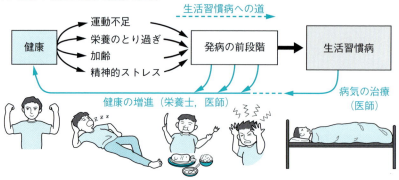

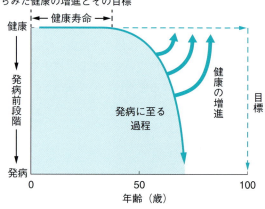

図 1-1 健康の増進の意義

　運動不足と栄養のとり過ぎは現代人一般の生活習慣によるものであり，互いに加算し合って生活習慣病の原因となる．

　健康の増進とは，このような生活習慣病の要因をとりのぞくことによって，発病の前段階にある潜在的病人を健康にもどし，さらに健康な人はその状態を長く維持させることである．すでに発病した人の治療はもっぱら医師が行うのに対して，健康の増進は栄養士と医師が共同して行うものである．以上述べたことの要点を図示すると図 1-1A のようになる．また図 1-1B に人の生涯のタイムスケール上での健康増進の意義と目標を示す．図 1-1B で人が健康状態を保つ年齢が健康寿命である．人の寿命は理想的な状態で約 100 歳と考えられるので，100 歳の健康寿命をまっとうすることが健康の増進の究極の目標である．

B. 現代人の生活状況の問題点

　健康の増進の必要が強調されるのは，生活習慣病によって代表される現代社会の生活の問題点が背後にあることはすでに説明した．これらの問題点である ① 運動不足，② 栄養のとり過ぎ，③ 加齢，④ 精神的ストレスの個々について詳しく考えてみよう．

1　運動不足

　現代文明社会の農業・工業の機械化，家庭における電化製品の普及により，人々の肉体労働は著しく軽減されていった．また交通機関の発達により，人々は移動のさい歩行にほとんど労力を使わなくなった．第2章で説明するように，人間の身体の運動は筋肉の収縮によって起こり，筋肉は収縮するさい身体に貯えられたエネルギーを消費する．これはエンジンがガソリンを，モーターが電力を消費するのと同様である．

　図1-2にみられるように，わが国では激しい労働を伴う農業，林業，水産業などの第一次産業の就業人口が激減し，これにかわって軽い労働しか必要としない卸・小売業，金融業，サービス業など（いずれも事務所でのデスクワークが主）第三次産業に従事する人の人口が増加している．現代社会のこのような傾向は動物の本来の生活様式に反しており，自然の摂理にそむいている．この運動不足と，これから説明するわれわれの食

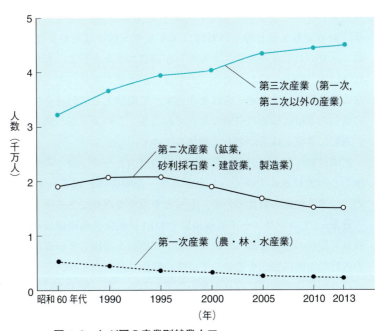

図1-2　わが国の産業別就業人口
［総務省統計局：日本の統計2015　第16章　労働・賃金より］

生活の充実による栄養摂取の過剰とによって，種々の病気のもととなる肥満が起こる．

2 栄養の過剰──肥満

a. 食物のエネルギーと運動のエネルギーのバランス

身体が種々の生活機能を営むには，これに必要な物質を食物の形でとりいれ，体内で有効に利用しなければならない．このような現象をひっくるめて栄養といい，食物中に含まれる身体の維持に必要な物質を栄養素という．栄養素のうち ① タンパク質，② 脂肪（脂質），③ 糖質（炭水化物）は食物中の含量が多く，また分解して身体活動に必要なエネルギーを発生するので，三大栄養素という．

自然界におけるエネルギーにはいろいろな形態があるが，栄養素のもつエネルギーは熱エネルギー（熱量）として表される．単位はカロリー（cal）で，1 cal は 1 g の水の温度を 1℃ 上げるのに要する熱の量（熱量）である．1,000 cal を 1 kcal といい，この単位が通常用いられる．筋肉は力を出したり物体をもち上げたりする機械エネルギーを発生するが，これも熱量に換算して比較される．熱エネルギーと機械エネルギーのあいだには，

$$1 \text{ kcal} = 426.8 \text{ kg·m}$$

という関係がある．つまり 1 kcal の熱量は 426.8 kg の物体を 1 m だけもち上げる仕事に等しい．

自動車のエンジンが燃料（ガソリン）の補給を必要とするように，身体も運動によって消費したエネルギーを，食物によって補給しなければならない．運動によって消費するエネルギーと，食物としてとりいれたエネルギーのバランスをエネルギー収支という．両者がちょうど等しければ，エネルギー収支はゼロとなり，バランスがとれている．とりいれる栄養素のエネルギーが消費エネルギーよりも多いときには，エネルギー収支は正となり，使われなかった余分の栄養素のエネルギーは体内に貯えられる．動物はこの余分のエネルギーをほとんどすべて脂肪として貯える性質がある．つまり，体内の脂肪の蓄積は栄養の過剰によって起こる．このような状態が長く続くと，体内に脂肪が過剰に蓄積し体重が著しく増加してゆく．

肥満は糖尿病，高血圧，動脈硬化等の原因となり，後二者はさらに心筋梗塞，狭心症等の心疾患に進んでゆく．したがって，肥満の防止はこれらの生活習慣病の予防のため，つまり健康の増進のため，もっとも重要な課題である．

近年，CT コンピュータ断層撮影や MRI 核磁気共鳴画像装置等により腹部断面の断層写真で脂肪の分布を調べた結果，皮下に脂肪を蓄積している皮下脂肪型肥満と，腹腔内の内臓の周囲に脂肪を蓄積している内臓脂肪型肥満とがあること，また内臓脂肪型肥満のほうが生活習慣病になりやすいことがわかった（図 1-3）．

b. 肥満度の判定

すでに説明したように，肥満は食物として摂取するエネルギーが身体が消費するエネ

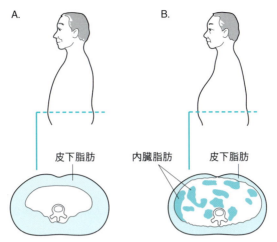

図 1-3 腹部断層写真による皮下脂肪型肥満（A）と内臓脂肪型肥満（B）

ルギーを上まわるために起こる．たとえば1日当たりの摂取エネルギーが2,000 kcal で消費エネルギーが1,640 kcal である場合には，消費されない360 kcal のエネルギーは脂肪として体内に貯えられる．脂肪1gは，7.3 kcal のエネルギーに相当するので，この結果体重がおよそ 360÷7.3＝49 g 増加することになる．この状態が1年間続けば，体重は 49×365＝17,885 g，つまり約 18 kg 増加する．

逆に，消費エネルギーのほうが摂取エネルギーよりも多ければ，エネルギー収支は負となり，体内に蓄えられている栄養素が分解されてエネルギーを発生し，不足分の消費エネルギーを補う．たとえば1日当たりの消費エネルギーが2,000 kcal，摂取エネルギーが1,640 kcal とすれば，360 kcal のエネルギーは脂肪などの分解によりまかなわれる．これがすべて脂肪の分解によるとすれば，1年間に体重は約 18 kg 減少することになる．

したがって，運動不足と栄養の過剰は互いに肥満の進行（体重の増加）を促進し合うことがわかる．肥満の進行をチェックするためには，身体の脂肪の蓄積の程度，つまり肥満度を判定しなければならない．これには次のような方法がある．

(1) BMI による判定

簡便に肥満を判定でき広く用いられているのは，**BMI**（body mass index）であり，

$$\mathrm{BMI}＝[体重（kg）]\div[身長（m）]^2$$

として求められる．たとえば体重 70 kg，身長 160 cm（1.6 m）の人の BMI は，$70\div(1.6)^2\fallingdotseq 27$（kg/m^2）である．日本人の BMI と種々の疾患（脂質異常症，糖尿病，高血圧，心疾患など）を合併して発生する点数（疾病一種類を1点とする）は，BMI≒22 の場合にもっとも低い（図 1-4）．

この結果をもとにして，疾病にかかる率のもっとも少ない体重を**標準体重**とし，

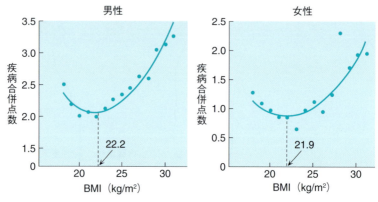

図1-4　日本人のBMIと疾病合併度

表1-1　BMIからみた肥満とやせの判定

BMI	日本肥満学会	WHO
＜18.5	低体重	低体重
18.5≦～＜25	普通体重	正常
25≦～＜30	肥満（1度）	前肥満
30≦～＜35	肥満（2度）	肥満Ⅰ度
35≦～＜40	肥満（3度）	肥満Ⅱ度
40≦	肥満（4度）	肥満Ⅲ度

［日本肥満学会：肥満症診断基準2011］

$$標準体重 = [身長(m)]^2 \times 22$$

として求められる．たとえば身長170 cm（1.7 m）の人の標準体重は，$(1.7)^2 \times 22 \fallingdotseq 64$ kgである．

この標準体重に基づいて，肥満度は次の式で求められる．

$$肥満度（\%）= \frac{（実測体重）-（標準体重）}{（標準体重）} \times 100$$

たとえば身長170 cm（1.7 m），体重80 kgの人の肥満度は，この人の標準体重が64 kgなので，$(80-64) \div 64 \times 100 = 25\%$ である．この式から明らかなように，体重が標準体重より少ない場合，肥満度はマイナスの値になる．

表1-1はBMIからみた日本肥満学会および世界保健機関（WHO）による肥満とやせの判定基準である．なお，肥満度が30％を超えると，高血圧，糖尿病などの合併症が急激に増加してゆく．

表1-2は種々の身長の人のBMIに基づく肥満とやせの判定表である．

(2) 標準体重との比較による判定

なお，以上説明したBMIによる判定が行われる以前から，被検者の体重を性別，年

表 1-2 肥満とやせの判定表

身長(cm)	BMI 18.5 低体重	標準体重(kg)	25 肥満1度	30 肥満2度	35 肥満3度	40 肥満4度	身長(cm)	BMI 18.5 低体重	標準体重(kg)	25 肥満1度	30 肥満2度	35 肥満3度	40 肥満4度
140	36.3	43.1	49.0	58.8	68.6	78.4	170	53.5	63.6	72.3	86.7	101.2	115.6
145	38.9	46.3	52.6	63.1	73.6	84.1	175	56.7	67.4	76.6	91.9	107.2	122.5
150	41.6	49.5	56.3	67.5	78.8	90.0	180	59.9	71.3	81.0	97.2	113.4	129.6
155	44.4	52.9	60.1	72.1	84.1	96.1	185	63.3	75.3	85.6	102.7	119.8	136.9
160	47.4	56.3	64.0	76.8	89.6	102.4	190	66.8	79.4	90.3	108.3	126.4	144.4
165	50.4	59.9	68.1	81.7	95.3	108.9	195	70.3	83.7	95.1	114.1	133.1	152.1

［日本肥満学会より抜粋］

表 1-3 肥満とやせの判定表の一部

〔男 20〜29 歳〕

身長(cm)	10% やせすぎ	25% やせぎみ	ふつう 50%	75% ふとりぎみ	90% ふとりすぎ
130	33.6	36.1	39.1	42.3	45.4
140	37.8	40.6	44.0	47.6	51.1
150	42.5	45.7	49.5	53.5	57.5
160	47.9	51.4	55.6	60.2	64.6
170	53.8	57.8	62.6	67.7	72.7
180	60.5	65.0	70.4	76.2	81.8
190	68.1	73.1	79.1	85.7	92.0

体重 (kg)

〔女 20〜29 歳〕

身長(cm)	10% やせすぎ	25% やせぎみ	ふつう 50%	75% ふとりぎみ	90% ふとりすぎ
130	32.5	35.1	38.2	41.6	44.9
140	36.3	39.2	42.6	46.4	50.1
150	40.5	43.7	47.6	51.8	55.9
160	45.2	48.8	53.1	57.9	62.5
170	50.5	54.5	59.3	64.6	69.7
180	56.4	60.9	66.3	72.1	77.9
190	62.9	67.9	74.0	80.5	86.9

体重 (kg)

〈判定の例〉身長 170 cm の者の場合（男）：体重 53.8 kg 未満の者は，やせすぎ
体重 53.8 kg 以上 57.8 kg 未満の範囲の者は，やせぎみ
体重 57.8 kg 以上 67.7 kg 未満の範囲の者は，ふつう
体重 67.7 kg 以上 72.7 kg 未満の範囲の者は，ふとりぎみ
体重 72.7 kg 以上の者は，ふとりすぎ

［旧厚生省：肥満とやせの判定表・図より抜粋］

齢層別，身長別の日本人の標準体重と比較して肥満度を判定するため，旧厚生省から「肥満とやせの判定表・図」が 1986 年に出版されている．これは 20 歳以上の成人約 2 万名に対する調査に基づき，同じ身長の人について，体重の軽いほうから重いほうへ数えて全調査対象者の 10％，25％，75％ および 90％ に当たる体重の理論値（正規分布を仮定）を計算して，肥満とやせの判定表を作成したものである．この判定表の一部を表 1-3 に例として示す．結果的に，この判定表の各身長に対する標準体重（表中の「ふつう」に相当）の値は，表 1-2 の判定表の標準体重の値にほぼ等しい．この表で「ふとりぎみ」に相当する人は，肥満とはいえなくても肥満に進む傾向をもつので，肥満予防

のための食事，運動等の生活指導が望ましく，「ふとりすぎ」の人はさらにあとで述べる皮下脂肪，体脂肪の測定を行い，適切な生活指導を必要とする．ただし，この表の目的は肥満の予防あるいは治療の対象者を見出すふるいわけであり，個人差を考えて弾力的に用いられねばならない．

(3) 体格指数による判定

身長と体重を簡単な計算式にいれて肥満ややせの程度を判定する方法には，BMI の他に，カウプ指数とローレル指数がある．カウプ指数は乳幼児（生後 3 ヵ月から満 5 歳まで）の肥満判定に（18～20 以上が肥満），ローレル指数は小，中，高校の学童の肥満判定に（160 以上が肥満）用いられる．

$$カウプ指数 = \frac{[体重(g)]}{[身長(cm)]^2} \times 10$$

$$ローレル指数 = \frac{[体重(kg)]}{[身長(cm)]^3} \times 10^7$$

(4) 皮下脂肪の厚さの測定

体内の脂肪の約 50％は皮下に蓄えられるので，皮下脂肪の厚さ（皮脂厚）の測定により，体内の脂肪量を推定することができる．このため皮脂厚計が考案されている．これはバネの力で皮膚を一定の圧力（10 g/mm^2）ではさむことによって皮下脂肪の厚さを測定する装置で，一般に上腕の背側部と肩甲骨下部で測定を行う（図 1-5）．表 1-4 に皮下脂肪の厚さ測定による肥満度の判定表を示す．

(5) 身体の密度の測定

この方法は体内の脂肪量を直接測定するものである．（密度）＝（質量）÷（体積）であるが，脂肪の密度は 0.9，脂肪以外の身体構成分の密度は約 1.1 なので，身体の密度を測定すれば体内の脂肪量が計算できる．身体の密度の測定は「アルキメデスの原理」による．つまり，人が水槽中で水中にもぐったときに増える水の量か，または水中での体重を測定すればよい．通常は水中の体重をはかる方法が用いられる（図 1-6）．このさいの肺の中の空気量は肺活量から測定し，腸内のガス量は 50 mℓ と仮定して値の補正を行う．これらの値から体密度は，

$$体密度 = \frac{(空気中の体重)}{\frac{(空気中の体重)-(水中体重)}{(水の密度)} - [(肺内の空気量)+50\ (\text{m}\ell)]}$$

として計算される．

さらに，体密度から体内の脂肪量（％）は次の式（ブロゼックの式）により求められる．

$$体脂肪(\%) = \left[\frac{4.95}{(体密度)} - 4.50\right] \times 100$$

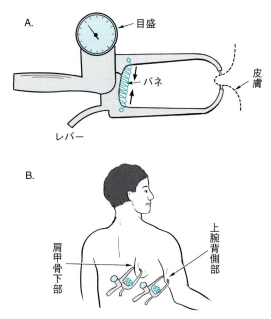

図1-5　皮脂厚計(A)による皮下脂肪の厚さの測定(B)

表1-4　皮下脂肪の厚さ測定による肥満度の判定表

性別	年齢階級(歳)	軽度の肥満		中程度の肥満		高度の肥満	
		皮脂厚(mm)	体脂肪(%)	皮脂厚(mm)	体脂肪(%)	皮脂厚(mm)	体脂肪(%)
男	6～8	20	20	30	25	40	30
	9～11	23	20	32	25	40	30
	12～14	25	20	35	25	45	30
	15～18	30	20	40	25	50	30
	成人	35	20	45	25	55	30
女	6～8	25	25	35	30	45	35
	9～11	30	25	37	30	45	35
	12～14	35	25	40	30	50	35
	15～18	40	30	50	35	55	40
	成人	45	30	55	35	60	40

皮脂厚＝上腕部＋背部
［長嶺より改変］

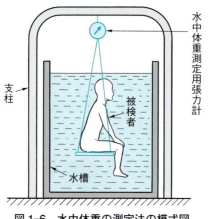

図 1-6 水中体重の測定法の模式図

　成人（19歳以上）では，体内の脂肪量が 20 ％ 以上（男子）および 30 ％ 以上（女子）が肥満と推定される（**表 1-4**）．

(6) 体脂肪率測定器による測定

　近年，電気インピーダンスの測定によって，身体に占める脂肪の割合（体脂肪率）を測定する体脂肪率測定器が実用化された．これは**図 1-7** に示すように，被検者の足の底部のインピーダンスを測定する電極を体重計に組み込んだもので，体重測定と体脂肪率測定を同時に行うことができる．**表 1-5** に体脂肪率と肥満度の関係を示す．

c. 肥満による身体の障害

　すでに述べたように，肥満は種々の身体の障害を引き起こす．食物としてとりいれた栄養素が体内で合成や分解の過程を経て生体に利用される過程を代謝という．体内の脂肪も単に蓄積されてたまっているのではなく，たえず合成と分解によりいれかわっている．この脂肪の代謝は，肥満により体内の脂肪量が増えるにつれて増大していき，以下のような障害を引き起こす．

(1) 動脈硬化

　動脈に，脂肪や脂肪の代謝により生ずるコレステロールが沈着することにより，動脈壁が硬くなり弾力性が失われることをいう．

(2) 高血圧

　いろいろな原因で起こるが，上記の動脈硬化も確実に血圧を上昇させる．一般に体重が 4 kg 増すと血圧が約 15 mmHg 上昇するという．血圧が高まると，動脈壁により大きな圧力がかかり続けるため，血管壁は肥厚してゆき，血管の内腔はせばまってゆく．こ

B. 現代人の生活状況の問題点　11

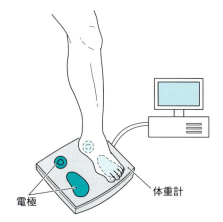

図 1-7　体脂肪率測定器による体脂肪率の測定
測定時には，両足を湿めらせて電極の上にのせる．

表 1-5　体脂肪率と肥満度の関係

判　定		軽度肥満	中等度肥満	重度肥満
男（全年齢）		20 % 以上	25 % 以上	30 % 以上
女	（6〜14 歳）	25 % 以上	30 % 以上	35 % 以上
	（15 歳以上）	30 % 以上	35 % 以上	40 % 以上

の結果，ついには血圧により血管が破れて出血することになる．わが国の高血圧症の 50 % 以上の人が脳出血で死亡するという．

(3)　心筋梗塞

　動脈硬化を起こした血管の内腔は滑らかでなくなるため，まず血小板が内腔の一部に付着し，次いでフィブリンと血球がさらに付着して血液凝固を起こす．この凝固した血の塊（血栓）が大きくなり，血管をふさいだり，あるいは付着部からはがれてより細い血管に流れ込んで血流をふさぐ．心臓に血液を送っている冠動脈が血栓によりふさがると，そこから先の心臓の筋肉（心筋）に血液が送られなくなるため収縮できなくなる．この状態を心筋梗塞という．心筋梗塞が急に起こった場合，2 日以内の死亡率は 30〜50 % である．

(4)　狭心症

　冠動脈硬化等により心臓に十分な血液が送られなくなったときに心臓に強い発作的な痛みが起こるものである．

(5) 糖尿病

インスリンは血液中のグルコース（血糖）の量を低下させるはたらきがある．しかし体内に脂肪が蓄積されると，この脂肪組織からアディポサイトカインという一群の物質がつくられる．アディポサイトカインのあるものはインスリンのはたらきを阻害するので血糖値が上昇し，糖尿病を起こす．

(6) 肝臓の機能障害

肝臓に脂肪が蓄積する結果，肝細胞内に大きな脂肪滴を生ずる．このような状態を脂肪肝といい，肝臓の機能障害を起こし，さらに胆石，胆のう炎，肝硬変等の原因となる．

(7) その他の障害

肥満は身体の運動機能を低下させるので運動不足となり，これはさらに肥満を進行させる．また身体の機敏さに欠けるため交通事故に遭いやすくなり，運動しないため骨と筋肉が萎縮し，腰痛，肩こり，骨折などを起こしやすくなる．

3 加齢

近年，日本人の平均寿命は著しく延長した．この原因は，幼児の栄養不足による死亡の減少，青・壮年の結核等の感染症による死亡の減少が主なものである．この結果，従来中・高年期を迎えるまえに死亡していた人口が中・高年齢層にそろって移行してゆく．つまり中・高年齢者の全人口に対する比率が増大してゆく．図 1-8 はわが国の 65 歳以上の高齢者の全人口に占める比率の推移を示す．2000 年以降は 65 歳以上の人々がわが国の全人口の実に 20 % 以上を占めるに至っている．これは世界各国と比べて最も高い水準である．

中・高年齢者に特有の生活習慣病のうち，糖尿病や心臓血管系の病気が肥満によって起こりやすいことはすでに述べたが，ここですでに説明した病気も含めて列記してみると，

① 心臓血管疾患：高血圧，動脈硬化
　　　→ 心筋梗塞，狭心症，脳出血，脳梗塞
② 代謝異常による病気：糖尿病，痛風（血液中の尿酸濃度上昇により，関節などに疼痛が起こる）
③ 運動器官の病気：腰痛症，骨粗鬆症（骨の密度が粗になるため，骨折など種々の症状を起こす）

これらに加えて，高齢者に特有な認知症の問題があり，上記の生活習慣病と組み合わさって大きな社会問題となっている．今や日本人の大多数が 70 歳以上の人生を送ることが確実となっており，「すこやかな老後」をいかにして迎えられるかということ，つまり健康寿命の延長は，われわれすべての重大な関心事である．

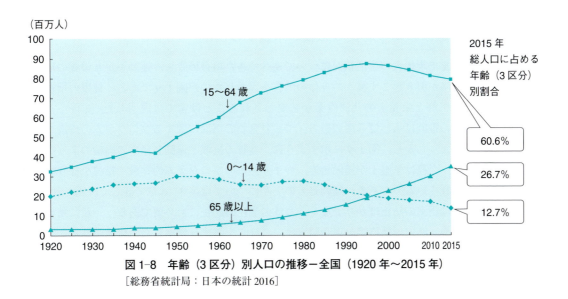

図 1-8　年齢（3区分）別人口の推移－全国（1920年～2015年）
[総務省統計局：日本の統計 2016]

4　精神的ストレス──精神的健康

　　現代社会では人々の労働は機械化，規格化され，単純な作業の繰り返しを強制されている．労働を伴わない事務的な仕事の多くも，大きな機構の歯車に組みこまれている．この結果，人々は自分自身の仕事をなしとげることによる喜びと生きがいを感じることができない．昔はわが国にいわゆる「職人かたぎ」をもつ人々が多く，自分の職業と仕事に誇りと生きがいを感じていた．このような人々の仕事はその職人かたぎのゆえに信用されていたものである．現代社会がこのような人々の存在を困難にしている．この仕事から得られる生きがいが失われたことは，通勤の混雑，物価高による欲求不満，人間関係の摩擦などとあいまって精神的ストレスとなり，ノイローゼ，不眠症，消化器潰瘍などの症状を引き起こす．俗に「病は気から」というように，大脳皮質における精神的ストレスは自律神経系の機能異常を引き起こし種々の病気の原因となる．たとえば自律神経系の失調は消化作用に対する胃粘膜の抵抗性を低下させ，その結果胃潰瘍を引き起こす．

　　このような現代社会の精神的ストレスを克服するためには，困難な精神的環境に耐え，さらにこれに適応し積極的に自分の生きがいと喜びを見出すことのできる強い精神が必要である．この面から考えて，健康とは単に身体が病気でない状態をさすばかりでなく，精神の健康，つまり環境とその変化に適切に対応しうる強い精神をも意味するものでなければならない．

　　精神面での健康増進の手段は，広い意味での「休養」である．休養とは，狭義には睡眠や身体を横たえて安静を保つような身体の休息であるが，広義にはレクリエーションや趣味など，精神の緊張をやわらげ，生きがいと喜びを感じるような精神面の休養が含まれる．

C. 健康の増進における運動の意義と栄養士の役割

これまで現代人の生活状況について述べてきた項目のうち，運動不足と栄養の過剰による肥満が引き起こす種々の身体の障害を図示したのが図1-9である．健康の増進のためには医師と栄養士の共同作業が必要とされることはすでに説明した（2頁）．従来，栄養士の役割はもっぱら栄養処方，つまり食物の摂取に関するプログラムの作成，指導であった．しかし，図1-9に示すように，食物の摂取と運動とは車の両輪のような関係にあり，今後は栄養士が運動処方，つまり運動のプログラムの作成，指導を行う能力が求められているのである．運動処方の実際については第3，6章で詳しく説明される．

運動は肥満の防止ばかりでなく，身体の老化の防止にも必要である．一般に動物体の神経系や，筋肉・骨格等の運動器官は，これらをあまり使用しない状態が続くと萎縮し退化する傾向がある．この現象を一般的に廃用萎縮という．たとえば，定年退職して忙しい仕事から開放された人は，急速に認知症が進行し，足腰が弱くなることはよくみられる現象である．つまり，われわれの身体の諸器官は，これをたえず有効に使用し萎縮・退化を防ぐことが老化の防止に必要である．われわれの身体の自由意志による随意運動は，大脳皮質や脊髄の神経細胞（ニューロン）の活動により骨格筋が収縮することにより起こる．したがって適度の運動を続けることは脳の老化を防止し，骨格筋や骨格の萎縮を防止する．骨の萎縮は骨粗鬆症と呼ばれ，老年時の骨折の原因となる．また，

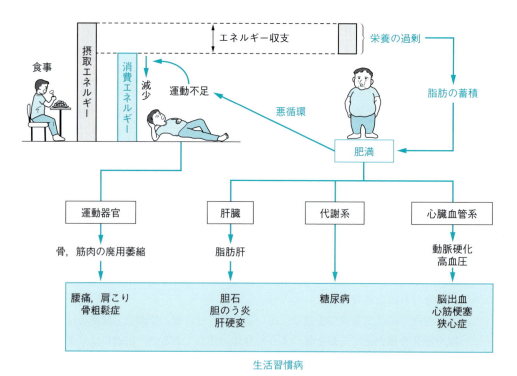

図1-9　運動不足と栄養の過剰による身体の障害発生を示す模式図

骨格筋の運動は全身の血行を促進することによって動脈硬化の予防に役立つ．とくに動脈硬化の予防は，「人は血管とともに老化する」といわれるように，老化の防止に基本的に重要である．

なお，廃用萎縮とは反対に，適当な身体運動（トレーニング）は，筋肉，心臓，肺等の器官の機能の向上を起こす．このしくみには種々の細胞内の物質による核内 DNA のタンパク質合成の制御が関係している．これについては第 4 章で説明する．

結局現在求められている栄養士の新しい役割を要約すると，個々の人々の置かれた状況に応じて，① 適当な運動，② 適当な栄養摂取および ③ 適当な休養を的確に指示し，健康の増進を促すことである．運動，栄養，休養は健康を支える 3 本の柱である．

――― 練習問題 ―――

（1）生活習慣病を引き起こす主な要因は何か．
（2）生活習慣病にはどのようなものがあるか．列記せよ．
（3）現代の社会生活の主な問題点を四つあげよ．
（4）健康の増進とは何か．簡単に説明せよ．
（5）肥満とはどのような状態をさし，どのような原因によって起こるか．
（6）運動が肥満を防止するのはなぜか．
（7）運動が身体の老化の防止にも役立つのはなぜか．
（8）肥満度の判定にはどのような方法があるか．列記せよ．
（9）健康の 3 本柱とは何か．

2 身体運動のしくみ

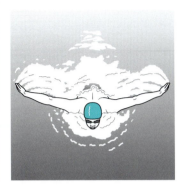

　第1章では栄養士に健康の増進のための栄養処方のみでなく，運動処方を作成する能力が求められている理由を説明した．ここでは運動処方の説明に進むまえに，まず基礎となる身体運動のしくみについて説明する．内容は骨格筋の収縮するしくみにはじまり，次いで骨格筋の活動のためのエネルギー供給と，この目的のため呼吸器系，循環器系がいかに協調的にはたらくかについても解説する．

A. 骨格筋の収縮するしくみ

　身体の運動はすべて骨格筋の収縮によるものである．ここでは骨格筋の収縮するしくみのあらましを説明する．

1　骨格筋の構造

　骨格筋の構造は図 2–1 のようである．骨格筋は多数の筋線維が集まって束になったもので，個々の筋線維は一方の腱から他方の腱のあいだに張りわたされている．骨格筋線維は多数の核をもつ巨大な細胞で，直径は 50～100 μm，長さは数 cm 以上に達する．筋線維の内部は多数の筋原線維（直径約 1 μm）で満たされている．筋原線維はその長軸方向に周期的な繰り返し構造があり，この構造の単位を筋節という．筋節はあとで説明するように，骨格筋の構造的な単位であるとともに機能的な単位でもある．筋線維内の筋節は横方向にほぼ一線に並んでいるので，筋線維は全体として周期的な縞模様を示す．この縞模様を横紋という．

　横紋は二種の筋フィラメントが規則正しく配列しているために生ずる．図 2–2 に示すように一方の筋フィラメントは太いフィラメント，またはミオシンフィラメントと呼ばれ，ミオシン分子（分子量約 50 万）が束になったものである．ミオシン分子は 1 個の頭部と 1 本の尾部からなる長いアミノ酸の重鎖が 2 本より合わさってできたものである．したがって 1 個のミオシン分子は 2 個の頭部をもつ．またおのおのの頭部には短いアミノ酸の軽鎖が 2 個ずつ結合している（図 2–2A）．ミオシンフィラメントを形成するさいミオシン分子の尾部はフィラメントの軸となり，頭部は外側に突き出している（図

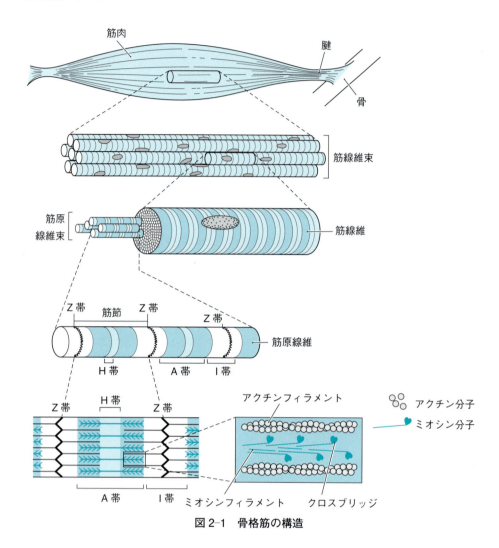

図 2-1　骨格筋の構造

2-2B，C）．この突起を**クロスブリッジ**という．他方の筋フィラメントは**細いフィラメント**，あるいは**アクチンフィラメント**と呼ばれ，球状の**アクチン分子**（分子量約 5 万）がつながって二重らせんをなしたものである（**図 2-2D**）．アクチンフィラメントには細いひも状の**トロポミオシン**というタンパクが巻きついており，また，アクチンフィラメントのらせんの 1 ピッチごとに**トロポニン**というタンパク質が存在する．筋節中でミオシンフィラメントのある部分を **A 帯**という．A 帯の一部にはアクチンフィラメントがはいり込んでいるが，A 帯の中央のミオシンフィラメントのみがある部分を H 帯という．これに対しアクチンフィラメントのみからなる部分を **I 帯**という．I 帯の中央でアクチンフィラメントは網目をなしており，これを **Z 帯**という（**図 2-1**）．**ミオシンとアクチンを合わせて収縮性タンパク質という．**

筋線維内でおのおのの筋原線維は**筋小胞体**という膜構造に包まれている．筋小胞体は

A. ミオシン分子

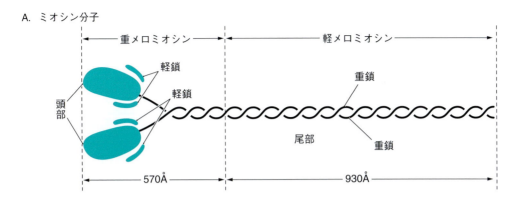

B. ミオシン分子によるミオシンフィラメントの形成

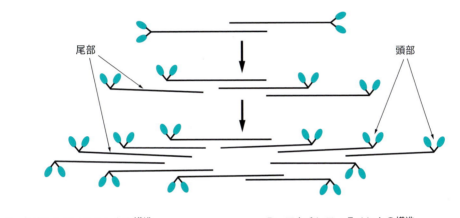

C. ミオシンフィラメントの構造　　D. アクチンフィラメントの構造

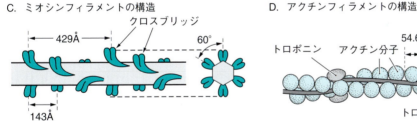

図 2-2　筋フィラメントの構造

図 2-3 に示すように，筋節の A 帯と I 帯の境界部でとぎれており，筋線維表面の細胞膜が管状におちくぼんでできた横行小管と接している．ここでは 1 個の横行小管の両側に筋小胞体が接しているので三連構造という．筋小胞体は横行小管と接するあたりでふくらんでおり，この部分を終末槽という．

2　骨格筋の収縮するしくみ

太いフィラメントを形成するミオシン分子の頭部（M）はアデノシン三リン酸（ATP）

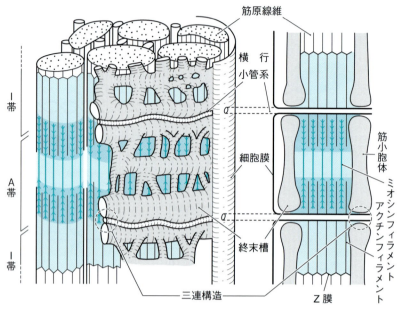

図2-3 骨格筋線維内部の筋小胞体と横行小管系

が加水分解してアデノシン二リン酸（ADP）と無機リン酸（Pi）になる反応を触媒する酵素作用，つまり **ATP分解酵素作用**をもつ．ミオシン単独のATP分解反応はきわめて遅いが，アクチン（A）がミオシン（M）と共存するアクトミオシン（AM）系では著しく速くなり，

$$AM + ATP \longrightarrow A + M + ADP + Pi + （化学エネルギー）$$

というATP分解反応サイクルがどんどん回転する．

ATP分子が加水分解するさい発生する化学エネルギーは，ATP1モル当たり11 kcalである．筋線維内でミオシンとアクチンが筋フィラメントの立体構造を作っているとき，**このATP分解時に発生する化学エネルギーはきわめて高い効率で筋収縮の機械エネルギーに変換される．**骨格筋線維が収縮するさい，**図2-4A**に示すように，アクチンフィラメントはミオシンフィラメントとの重なり合いが増す方向にたぐりこまれてゆく．しかしおのおのの筋フィラメントの長さは変わらない．したがって，収縮に伴い筋節の長さ（となり合うZ膜間の距離）とI帯およびH帯の長さは短くなるが，A帯の長さは変化しない．つまり**筋収縮は筋フィラメントのあいだの滑り合いによって起こる．**これを**筋フィラメントの滑り機構**という．筋フィラメント間の滑りは，クロスブリッジがボートのオールのような運動を繰り返して，アクチンフィラメントをミオシンフィラメントに対して滑らせるためと考えられている．このクロスブリッジの運動はATP分解のエネルギーによって駆動されている（**図2-4B**）．

A．筋フィラメント間の滑りによる筋節各部の長さ変化

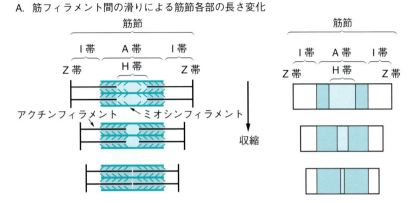

B．クロスブリッジの運動による筋フィラメントの滑り

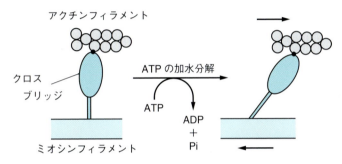

クロスブリッジの運動はATP分解のエネルギーによって駆動される．

図2-4　筋フィラメントの滑り機構

3　筋収縮の様式

　骨格筋は身体の関節にまたがって張られているので，筋肉が収縮すると関節の角度が変化する（図2-5A）．これによって身体の運動が起こる．身体の関節には関節を曲げる屈筋と関節を伸ばす伸筋とが張られており，両者を合わせて拮抗筋という．腕を曲げて荷重をもち上げるとき，屈筋は力を発生しながら短縮する．このような収縮を短縮性（コンセントリック）収縮という（図2-5B）．また腕に加えられている荷重をゆっくり下におろすとき，屈筋は力を発生しながら伸長する．このような収縮を伸長性（エキセントリック）収縮という（図2-5C）．

　なお，これらの収縮をまとめて等張性収縮であるという記述は正しくない．等張性収縮とは身体から分離した筋肉を一定の荷重下に短縮させることをいう（図2-8参照）．

　骨格筋は関節が動かないような条件下で大きな張力を出すことができる．たとえば相撲の力士ががっぷり四つに組んでいるようなときがそうである．骨格筋が関節を動かして身体を動かしたり，物をもち上げたりして仕事をしているときばかりでなく，張力を発生しているときにも，クロスブリッジの運動サイクルはまわり続けており，筋肉は

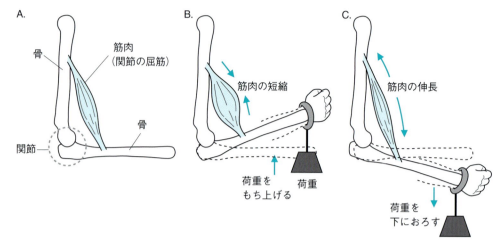

図 2-5 筋収縮の様式
A：筋肉は関節にまたがって張られている．B：筋肉の短縮性（コンセントリック）収縮．
C：筋肉の伸長性（エキセントリック）収縮

ATP を分解し続けている．これは力士がっぷり組んで動かなくても体力を消耗していることからわかるであろう．このように骨格筋が長さを変えずに張力を発生するとき，これを等尺性収縮という．骨格筋の発生しうる最大張力はその断面積に比例し，約 5 kg/cm² である．ヒトの身体のすべての骨格筋が発生しうる張力の総和は約 20 トンに達する．

4 骨格筋の収縮の神経系による調節

(1) 中枢神経系による骨格筋収縮の開始

骨格筋はその収縮をわれわれの意志によって自由に調節（コントロール）することができるので随意筋とも呼ばれる．図 2-6 は中枢神経系（脳と脊髄）により骨格筋の収縮がいかにコントロールされているかを模式的に示したものである．

まず骨格筋を収縮させる命令は大脳皮質運動領の神経細胞（ニューロン）からスタートする．ニューロンは生体内の電気的信号（活動電位）を伝えるために分化した細胞で，きわめて長い突起をもつ．これを神経線維という．活動電位は，ニューロンの細胞膜の外側と内側の電位差変化によって起こり，持続時間が数ミリ秒の鋭いとげのような経過をもつ．活動電位は生体内電気信号の単位で，発生するときの振幅は一定で，神経線維に沿ってどこまでも同じ振幅のまま伝えられてゆく．これを活動電位の全か無かの法則という．

神経線維の末端はふくらんで他のニューロンの細胞体の表面に接している．この部分をシナプスという．シナプス部の神経線維末端に活動電位が到着すると，ここから伝達物質と呼ばれる物質が放出され，他のニューロンの細胞膜に作用して活動電位を発生させる．このしくみによって活動電位はニューロンからニューロンへと伝えられる．これ

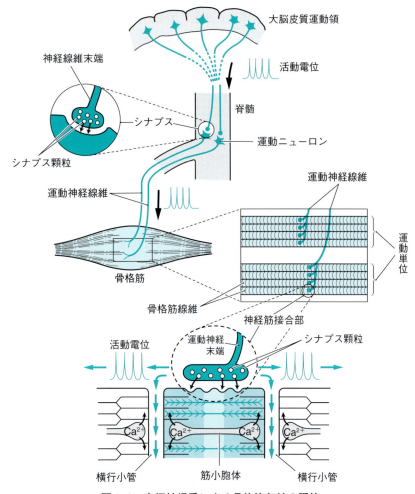

図2-6 中枢神経系による骨格筋収縮の調節

をシナプスにおける活動電位の伝達という．伝達物質は神経線維終末部にシナプス顆粒として貯えられている．

さて，大脳皮質運動領からスタートした活動電位は，脊髄を下降して脊髄内の運動ニューロンに達する．運動ニューロンから出る神経線維は，脊髄から外に出て骨格筋に達する．骨格筋内で神経線維はこまかく枝分かれし，それぞれの分枝の終末部はふくらんで，個々の骨格筋線維に接している．この部分を神経筋接合部という．シナプスと同様に，活動電位が運動神経線維のおのおのの分枝の末端に到着すると，ここにシナプス顆粒として貯えられている伝達物質（アセチルコリン）が放出される．アセチルコリンは骨格筋線維の神経筋接合部の細胞膜に作用して活動電位を発生させる．この活動電位は筋線維の全長に伝わる．

筋線維の活動電位は横行小管に沿って筋線維の内部にもはいり込んでゆき，筋小胞体の内部に貯えられているカルシウムイオン（Ca^{2+}）を放出させる．骨格筋が弛緩して

いるとき，アクチンフィラメントとミオシンフィラメントのクロスブリッジのあいだの反応は，アクチンフィラメントに巻きついているトロポミオシン（図2–2D：19頁）により抑制されているが，Ca^{2+} がアクチンフィラメント上のトロポニン（図2–2D）と結合すると，この抑制が除去される．この抑制の除去はトロポニンへの Ca^{2+} の結合により，トロポミオシンの位置が移動するためと考えられている．この結果，筋小胞体から Ca^{2+} が放出されると筋フィラメントによるATP分解サイクルが回転をはじめ，筋線維の収縮が起こる．以上の過程の概略は図2–6に模式的に示されているが，理解を深めるため，あらためて図2–7にもまとめておく．図2–7の右には図2–6と同じ内容の模式図を付す．なお，トロポミオシンとトロポニンは筋線維の収縮と弛緩の調節を行うので，調節タンパク質という．

筋小胞体の膜は，外部の Ca^{2+} を筋小胞体の内腔にとりこむ Ca^{2+} ポンプ作用がある．したがって，中枢神経系からの活動電位が停止すれば骨格筋線維の活動電位も停止し，筋小胞体から放出された Ca^{2+} はポンプ作用により筋小胞体にとりこまれ，この結果収縮が停止し，筋肉は弛緩する．

(2) 運動単位

図2–6に示すように，1個の運動ニューロンから出た運動神経線維は分枝して多数の筋線維に筋神経接合部を介して連絡している．したがって，この筋線維グループは1個の運動ニューロンの活動電位により一体となって収縮することになる．この1個の運動ニューロンとこれと連絡している筋線維グループをひっくるめて運動単位という．一つの運動単位に含まれる筋線維数は筋肉によって大きく異なり，数本から百数十本である．ある筋肉が多数の運動単位を含めば，その筋肉の収縮の度合は収縮に関与する運動単位の数の増減により微細に調節できる．たとえば手や指等の筋肉は多くの運動単位からなるので，微細な細工をしたり楽器を巧みに演奏することができる．一方，足の筋肉は強力ではあるが運動単位の数は少ない．このことはサッカーの試合で球がなかなかゴールにはいらないことからもわかるであろう．

運動単位の活動をうまく調節するには習練を要するが，自由意志によりある筋肉中の運動単位をすべて最大限に活動させることもかなりむずかしい．「火事場の馬鹿力」という言葉があるように，危急のさいに日常生活では出せないような力が出るのは，逆にすべての運動単位を活動させるのには習練を要することを示している．

(3) 単収縮と強縮

図2–8Aは動物（カエルなど）の体から分離した骨格筋の収縮を調べる装置の例である．筋肉の上端は固定され，下端は筋肉の動きを増幅するレバーにとりつけられている．レバーの先端の動きは，表面にススをぬった紙を円筒に巻きつけ，円筒を回転させることにより記録する．この場合，筋肉は一定の錘をもち上げながら収縮するので等張性収縮（または等張力性収縮）という．筋肉に連絡している運動神経（脊髄から出たところで切断する）の一部に適当な強さの短い電流（刺激パルス）を流すと，この部から

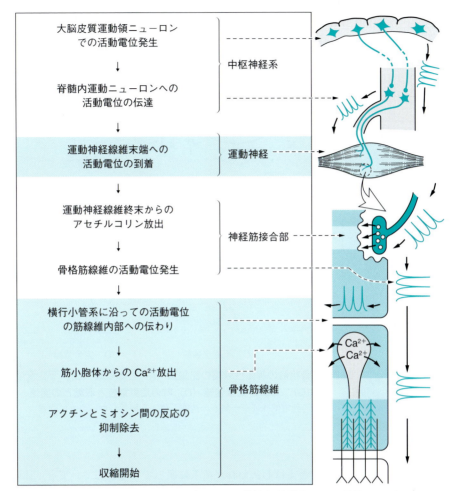

図 2-7 中枢神経系による骨格筋収縮開始に至る過程

活動電位が筋肉に伝わり収縮する．単一の刺激パルスによって神経は1個の活動電位を発生し，筋肉は1回だけピクリと収縮する（図 2-8B）．この収縮を単収縮といい，骨格筋の収縮の最小単位である．適当な間隔で連続して刺激パルスを与えると，活動電位が繰り返し発生し，単収縮は重なり合ってより大きな収縮となる．これを収縮の加重という．刺激間隔が長いときには個々の単収縮がみわけられ，これを不完全強縮という（図 2-8C）．刺激間隔を短くしてゆくと，個々の単収縮はみわけられず，なめらかな持続的な収縮が続く．これを完全強縮という（図 2-8D）．

われわれの意志による身体の運動は，ピアニストのきわめて速い指の運動も含めて，すべて不完全強縮か完全強縮によるものである．

(4) 速筋と遅筋

骨格筋は身体の運動を起こすばかりでなく，身体が一定の姿勢を保持するさいにもは

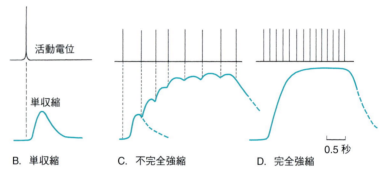

図 2-8 骨格筋の等張性収縮の記録法（A）と単収縮（B），不完全強縮（C），および完全強縮（D）時の活動電位と収縮との関係
活動電位は「全か無かの法則」により加重しないことに注意．

たらいている．たとえばわれわれが椅子に座ってじっとしていても，体内の多くの筋肉が収縮を続け，身体が崩れるのを防いでいる．これは酒に酔ったり，正気を失うと身体の姿勢を保てなくなることから明らかであろう．姿勢の保持には大きな力を必要としないが，筋肉は長時間持続して張力を発生し続けねばならない．これに対し，身体の急激な運動のさいには筋肉の収縮力や収縮の速度が大でなければならない．

骨格筋はこの二つの相反する目的を遂行するため，速筋と遅筋という 2 種類に分化している．一般に速筋はサイズが大きく，大きな張力を発生するばかりでなく，収縮速度も速いが，収縮を長時間持続できず張力が低下する．これを疲労という．これに対し遅筋はサイズが小さく，比較的小さな張力を発生し収縮速度が遅いが，疲労しにくく一定の張力を長時間発生する．図 2-9 は代表的な速筋である腓腹筋と，代表的な遅筋であるヒラメ筋（いずれもウサギ後肢）の単収縮と強縮の記録の比較である．遅筋は単収縮がゆっくり起こるので，速筋に比して低頻度の活動電位により完全強縮を起こす．遅筋が姿勢を保持するはたらきは，主として重力によって身体が崩れないようにすることである．したがって遅筋は抗重力筋とも呼ばれる．遅筋が姿勢を保持するため持続的に収縮を続けている状態を，筋の緊張という．また，一般に速筋は色が白いので白筋，遅筋は色が赤味がかっているので赤筋と呼ばれることがある．

A. 骨格筋の収縮するしくみ

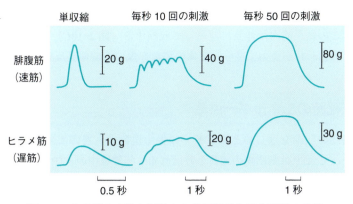

図2-9 ウサギの速筋と遅筋との等尺性単収縮と強縮の比較
（温度 37℃）

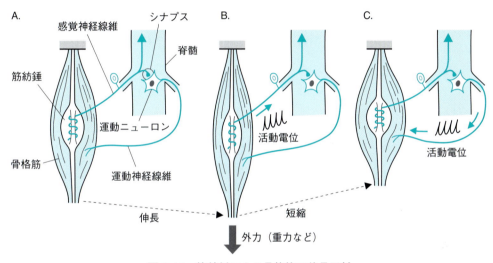

図2-10 筋紡錘による骨格筋の伸長反射

　速筋と遅筋の運動神経を切断してつなぎかえると，筋肉の収縮速度が速筋では遅くなり遅筋では逆に速くなることが知られている．これは，筋肉の性質が運動ニューロンによって変化することを示している．これは運動ニューロンの未知の物質が筋線維の核内のDNAに作用し，異なったミオシンの合成が起こるためと考えられる．

　なお，筋線維のレベルでみると，速筋と遅筋はそれぞれ速筋線維と遅筋線維のみからなるのではなく，両者は混在しており，この比率により速筋と遅筋の区別が生ずる．

　筋肉中には筋紡錘という紡錘形の感覚器がある．筋紡錘は筋線維と平行に腱のあいだに張られており，中央のふくらんだ部分の中心の柱のような構造に神経が巻きついている（図2-10A）．筋肉が引き伸ばされると，筋紡錘中央の柱も引き伸ばされ，感覚神経が反復して活動電位を発生する（図2-10B）．この活動電位は筋肉の長さ変化の情報として脊髄から脳幹部に伝わる．

また筋紡錘の活動電位は筋肉の運動ニューロンにもシナプスを介して活動電位を発生させ，この結果筋肉は伸長に逆らって収縮する（図2-10C）．このしくみを伸長反射という．われわれが重力に逆らって体の姿勢を保つのは伸長反射によるものである．

B. 骨格筋収縮時のエネルギー供給

骨格筋の収縮をはじめとする多くの生命現象の直接のエネルギー源はATPである．したがってATPは細胞内の通貨と呼ばれる．筋線維中のATP量はわずかしか存在せず，骨格筋がほんの短時間最大限に収縮すれば使いつくされてしまう．したがって，骨格筋の収縮により長時間運動するさいには，ATPがたえず供給され続ける必要がある．この運動のエネルギー源となるATPを産生し供給する機構をエネルギー産生機構といい，酸素を必要としない嫌気性エネルギー産生機構（無酸素性エネルギー産生機構）と酸素を必要とする好気性エネルギー産生機構（有酸素性エネルギー産生機構）がある．前者はさらにクレアチンリン酸機構と乳酸性機構とに分類される．以下おのおのの機構について説明する．

1 クレアチンリン酸機構

筋線維内には高濃度のクレアチンリン酸（CrP）が含まれている．CrPはクレアチン（Cr）とリン酸（Pi）に分解するとき化学エネルギーを発生する．まず筋収縮のさいATPがADPとPiに分解されると，CrPがすみやかに分解をはじめてエネルギーを発生し，このエネルギーによりADPとPiからATPが合成されてATPの減少を補う（図2-11）．この反応は，

$$CrP \longrightarrow Cr + Pi + （エネルギー）$$
$$ADP + Pi + （エネルギー）\longrightarrow ATP$$

のように2段階に分けて考えることができる．これらの反応をローマン反応という．つまりCrPは筋線維内のエネルギー貯蔵庫であり，筋収縮によって消費されたATPを，ADPからATPを再合成することによりただちに補充するのである．このCrPによるエ

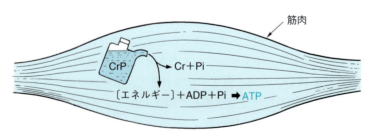

図2-11　クレアチンリン酸（CrP）機構によるATPの再合成

ネルギー補給はすでに筋線維内に存在する CrP の分解によるので，酸素を必要としない**嫌気的（または無酸素的）反応**である．

　ATP と CrP を合わせた筋収縮のために動員しうるエネルギー供給量は，**体重 1 kg 当たり約 100 cal** である．また，CrP 機構による最大エネルギー供給速度は **13 cal/kg/秒**である．したがって最大限の運動をする場合，この機構で供給しうるエネルギーは 100 (cal/kg)÷13 (cal/kg/秒)＝**約 7.7 秒**で消費しつくされてしまう．たとえば 100 m を全力で疾走するさいには 10 秒以上を要するので，この機構のみではエネルギー供給が不足することになる．100 m 競走のような激しい急激な運動では，呼吸による筋肉への酸素の供給は十分でなく，実際に 100 m を疾走する間，ランナーは呼吸をほとんどしない．したがって，別な嫌気性反応によりエネルギー供給がなされねばならない．これが以下に述べる**乳酸性機構**である．

2 乳酸性機構

　この機構では，筋線維中に顆粒として蓄えられている糖質の一種，**グリコーゲン**が嫌気性反応により乳酸に分解され，そのさい発生するエネルギーにより，ATP が合成され供給される．**まずグリコーゲンがグルコース（ブドウ糖）分子に分解され，次いでグルコースは種々の段階を通りピルビン酸を経て乳酸になる**．

$$\text{グルコース} \longrightarrow \text{ピルビン酸} \longrightarrow \text{乳酸}$$
$$\searrow \text{ATP} \quad\quad \searrow \text{ATP}$$

　このとき 1 分子のグルコースから正味 2 分子の ATP が合成される．この反応を**解糖**という（**図 2-12**）．この機構による最大エネルギー供給量は**体重 1 kg 当たり 230 cal** で，最大エネルギー供給速度は **7 cal/kg/秒**である．したがって最大限の運動時のエネルギー供給時間は，230 (cal/kg)÷7 (cal/kg/秒)＝**約 33 秒**である．したがって，クレアチンリン酸機構とこの乳酸性機構とを合わせた**嫌気的条件下でのエネルギー供給時間**は，7.7（秒）＋33（秒）＝**約 41 秒**である．乳酸が増えると筋線維内部が酸性になり，筋収縮が阻害される．

　以上のことから，100 m や 200 m の距離は全力疾走しても ATP 供給に余裕があるが，

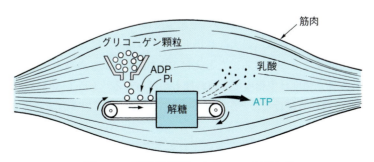

図 2-12　乳酸性機構による ATP の再合成

400 m 以上の距離を 40 秒以上にわたって全力で走ると，完全にばててしまうことが理解されよう．クレアチンリン酸機構と乳酸性機構とを合わせて，**嫌気性エネルギー産生機構（嫌気性機構）**という．

3 好気性エネルギー産生機構

呼吸によって肺からとり込まれた酸素は血液中のヘモグロビンのはたらきで，筋線維中に送り込まれる．この**酸素を利用して糖質または脂質を酸化し，大量の ATP を再合成するのが好気性エネルギー産生機構（有酸素性エネルギー産生機構）**である．これは筋線維内の**ミトコンドリア**で行われる．ミトコンドリアは細胞内の ATP 製造工場のようなところで，体内の糖質から生ずるグルコースと脂質から生ずる脂肪酸を，呼吸でとりいれた酸素（O_2）で酸化分解し，炭酸ガス（CO_2）と水（H_2O）とする過程で大量のATP を作り出す．嫌気性機構と好気性機構全体では 1 分子のグルコースから 38 個のATP が合成される．このさい，グルコースと脂肪酸はそれぞれピルビン酸とアセト酢酸を経由して**アセチル補酵素（アセチル CoA）**となり，**クエン酸サイクル（クレブスサイクル）**と**電子伝達系**によって CO_2 と H_2O に酸化分解される（**図 2-13**）．クエン酸サイクルと電子伝達系の詳細については栄養学で学習するので，ここでは省略する．

この機構によるエネルギー供給速度は**約 3.6 cal/秒**で，すでに説明した二つの嫌気性エネルギー産生機構よりも遅い．しかし，この機構の分解産物は CO_2 と H_2O で，いずれも速やかに筋線維外に出てゆき，乳酸のような筋収縮を抑制する物質の蓄積はまったくない．また，この機構に必要なグルコースや脂肪酸は血液や体液を介して供給される．したがって，体内に十分な O_2 を呼吸でとりいれ，体内の糖質と脂質が十分蓄積されていれば，マラソンのような長時間の運動を続けることもできるのである．このように**持続的な運動のさいのエネルギー供給は，もっぱら酸素を利用する好気性エネルギー産生機構（好気性機構）によって行われている．**

以上説明した 1，2，3 の ATP 産生機構による最大限の運動中の筋肉への ATP 供給をまとめると**図 2-14** のようである．

(1) エネルギー供給に用いられる糖質と脂質の割合

持続的な運動時のエネルギー供給に用いられる糖質と脂質の割合は，運動の激しさ（運動強度）によって異なる．運動強度は，ある人が呼吸により O_2 をとりいれる単位時間当たりの最大量（**最大酸素摂取量；$\dot{V}O_2 max$**）に対する，ある運動時の**酸素摂取量の比**で表すことができる．たとえば $\dot{V}O_2 max$ の 50 % の酸素摂取量（50 % $\dot{V}O_2 max$）下で行う運動強度は中程度で，何時間も続けられる．しかし $\dot{V}O_2 max$ を必要とする運動強度は 10 分間も続けることができない．**50 % $\dot{V}O_2 max$ 以下の運動強度では，脂質が約 50 %，糖質が約 50 % の割合でエネルギー供給に用いられる．しかし運動強度が 50 % $\dot{V}O_2 max$ を超えると糖質のほうが脂質よりも多く用いられるようになり，100 % $\dot{V}O_2 max$ ではもっぱら糖質のみが用いられる．**図 2-15 は運動強度と，糖質と脂質のエネルギー供給

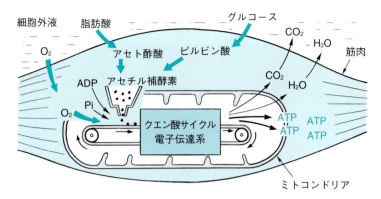

図 2–13　ミトコンドリア内の好気性エネルギー産生機構による大量の ATP の再合成

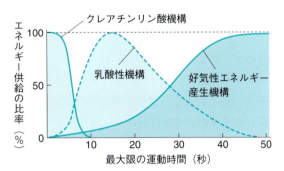

図 2–14　最大限の運動中の ATP 産生機構による ATP の供給

への利用比の関係を示す．このように運動強度が増すにつれて糖質がより多く利用されるようになる理由としては，① おのおのの筋線維への毛細血管による O_2 供給が不足がちになり，好気性エネルギー産生機構による脂質の利用が制限されること，② 糖質は筋線維内にグリコーゲンとして貯蔵されており嫌気性エネルギー産生機構によっても利用しうること，③ 糖質はグルコースとして細胞膜を脂肪酸より通りやすく，より速く細胞内に供給されることなどが考えられる．

体内に蓄積された脂肪を身体運動に使用して減少させ肥満を防止するには，図 2–15 に示すように運動強度が $\dot{V}O_2max$ の 50 % 以下の「軽い」運動が効果的である．このような運動は「楽しんでいつまでも続けられそうな運動」という表現が適切である．なお $\dot{V}O_2max$ の測定法は第 3 章で説明する．

糖質と脂質の利用比は時間によっても変化する．たとえば中程度の運動を長く続けていると，筋線維内のグリコーゲン貯蔵量が減少するため脂質の利用比が時間とともに増大する．また，運動中にときどき短い休みをとると，この間に O_2 が筋線維に補給され

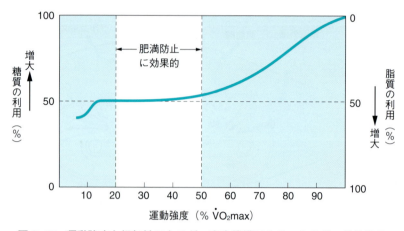

図2-15　運動強度と好気性エネルギー産生機構によるエネルギー供給時の糖質および脂質の利用比

［オストランド，1967より改変］

蓄積されるので，脂質の利用が増大する．

　健康増進のための運動の主な目的は，身体への脂肪の蓄積をなくし肥満を防止することであるから，以上説明した糖質と脂質の利用比に関する知識はきわめて重要である．なお，タンパク質は糖質や脂質のように直接エネルギー源として利用されず，肝臓等で糖質や脂質に変化したのち，はじめてエネルギー源となる．

C. 身体運動と呼吸器および循環器系のはたらき

　これまで説明したように，身体運動を起こす骨格筋の収縮のさい，筋線維内にあらかじめ貯蔵されているエネルギーはごくわずかであり，運動が長時間続くときには血液，体液からたえず好気性エネルギー産生機構に必要な酸素や糖質，脂質等のエネルギー源がスムーズに供給されねばならない．このはたらきは身体の呼吸器系と循環器系によって行われる．

1　呼吸器系のはたらき

(1) 呼吸器系の構成

　生体が生きてゆくためには，たえず酸素（O_2）を体内にとりいれて栄養素を燃焼させ，この結果生ずるエネルギーを利用しなければならない．また，この代謝活動により発生した炭酸ガス（CO_2）を体外に排出しなければならない．この，O_2をとりいれCO_2を排出するはたらきが呼吸である．ヒトを含む高等動物の呼吸は外呼吸と内呼吸に分けることができる．外呼吸（または肺呼吸）は呼吸器系によって行われ，鼻から吸いこまれた空気が鼻腔から気道を通って肺胞に達し，ここで血液中のCO_2と肺胞内腔のO_2を

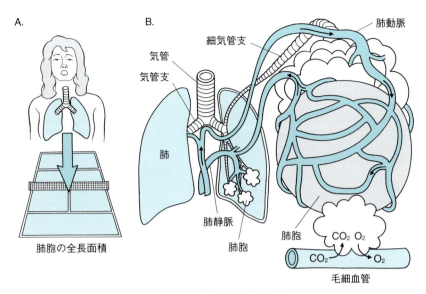

図 2-16 呼吸器系の構成
A：肺胞の全表面積がテニスコート面の広さであることを示す模式図
B：肺胞でのガス交換を示す模式図
[マックアードルら，1991 より]

交換（ガス交換）する．外呼吸により血液に溶け込んだ O_2 は，赤血球のヘモグロビンと結合し循環器系のはたらきにより体内のすみずみまで血流によって運ばれ，血管から体液中に出て筋線維をはじめとする種々の細胞に達し，ヘモグロビンから離れて細胞膜を通過し細胞中にとり込まれる．一方，細胞内の代謝で生じた CO_2 はやはり細胞膜を通過して血液に溶け込む．この血液と体細胞間のガス交換を内呼吸（または細胞呼吸）という．

図 2-16 に呼吸器系の構成を示す．鼻腔から気管，気管支，細気管支を経て肺胞に至る部分は，単に空気の通路の役をするだけで気道と総称される．実際にガス交換の行われる肺胞は直径が 200～300 μm の球形で，総数は両側の肺を合わせて 3 億から 6 億個もあり，肺胞の全表面積は深呼吸で最大限にふくらんだとき 100 m^2 にも達する．これはほぼテニスコート一面の広さである（図 2-16A）．肺胞には多数の毛細血管が分布し，肺胞上皮と毛細血管壁をよこぎってガス交換が行われる（図 2-16B）．

(2) 呼吸運動

肺胞は外呼吸の場であり，常に CO_2 の多い空気を体外に出し，O_2 の多い新鮮な空気といれかえなければならない．この肺の空気のいれかえを換気という．換気を繰り返し行い続けるのが呼吸運動で，息を吸い込む吸息と，息を吐き出す呼息からなる．

図 2-17 は呼吸運動による換気のしくみをわかりやすく説明したものである．肺をかこむ胸腔は体の外気と絶縁されており，胸腔内圧は常に大気圧（約 1 気圧）よりも低い．一方，肺胞は気道で外気とつながっているので，その内圧は大気圧に等しい．

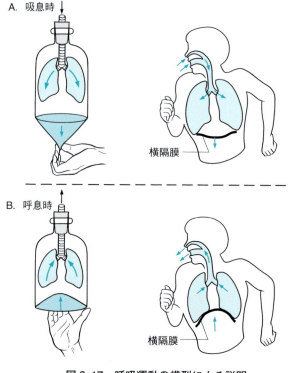

図 2-17 呼吸運動の模型による説明
[マックアードル，1991 より]

図 2-17 の左側の模型では胸腔はガラスビンで表されている．吸息時には，横隔膜や肋骨の筋肉の収縮により横隔膜は下方に押し下げられるので胸腔の容積が拡がり，胸腔の内圧はさらに低下する（図 2-17A）．これは模型でビンの底に張られているゴム膜を下に引き下げることに相当する．この結果，胸腔内圧と大気圧との差が増大するので肺腔がふくらみ，空気をとりいれる．つまり吸息が起こる．呼息はこの逆で，横隔膜や肋骨の筋肉が弛緩すれば胸腔容積がもとの値に減少し，肺胞はもとの状態に縮まり，肺胞内の空気は外に排出され呼息が起こる．これは模型のゴム膜の位置が受動的に元に戻ることに対応する（図 2-17B）．しかし激しい運動をすると，腹筋などの収縮により呼息時の胸腔容積は正常の呼吸時よりもさらに減少し，より大きく呼息が行われる．

呼吸運動は成人の 1 分間の安静時で 12～20 回（平均 18 回）で，同じ状態での 1 分間の心臓の拍動数の約 1/4 である．

(3) 肺における換気量

安静時に 1 回の呼吸によって肺に吸入し吐き出される空気量は 400～500 ml である．この値を 1 回呼吸量または 1 回換気量という．しかしこの値のうち気道の容積約 150 ml はガス交換に関係がないので死腔という．深呼吸により努力して吸入しうる空気の量は，正常の吸息量よりも 1,500～2,000 ml 多い．これを予備吸気量という．

正常呼息で空気を吐き出したのち，努力してさらに吐き出せる空気量は約 1,500 ml である．これを予備呼気量という．以上の三つの値の和が肺活量である．努力して吐き出しても肺に残る空気の量を残気量という．これらの値は呼吸計（図 2-18）によって測定される．呼吸計はすき間に水を満たした二重の円筒と，この円筒中を上下するベルからなる．呼気または吸気によるベルの位置の変化は，滑車と鎖を介して記録紙上にペンで記録される．図 2-19 に呼吸計で測定される肺容量と換気量の関係を示す．

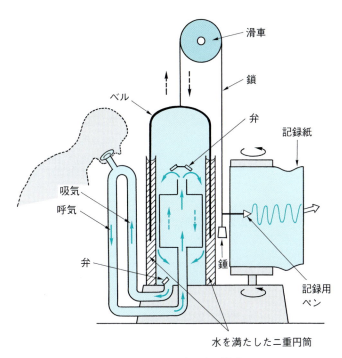

図 2-18 呼吸計の構成

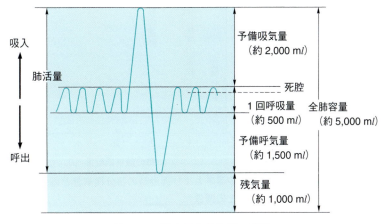

図 2-19 肺容量と換気量の関係

(4) 運動時の呼吸の調節

運動時には骨格筋の収縮にみあう量の O_2 を安静時より余分に供給しなければならない．呼吸運動は延髄の呼吸中枢により自動的に調節されている．安静時には呼吸中枢は自発的に一定の頻度で活動電位を発生し，呼吸数は一定に保たれているが，運動により血液中の CO_2 濃度の上昇と O_2 濃度の低下が起こると，この変化は頸動脈や大動脈にある化学受容器で感知され，呼吸中枢のはたらきにより呼吸数が増加し換気量が増大する．

運動をはじめると，まず1回呼吸量が増大してゆき，肺活量の50%くらいに達する．呼吸数も増大してゆき，激しい運動では60〜70回/分に達する（図2–20）．1回の換気量に1分間の呼吸数を乗じた量を毎分換気量（または単に換気量）という．毎分換気量

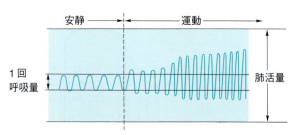

図2–20　運動時の1回呼吸量の増大と呼吸頻度の増加

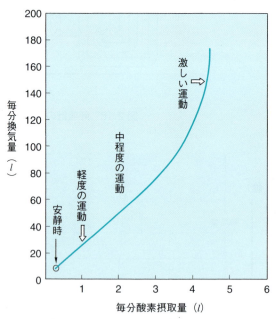

図2–21　安静時および運動時の毎分換気量と毎分酸素摂取量との関係
　　　　激しい運動では換気量が増えても酸素摂取量はあまり増えなくなる．
　　　　［オストランド，1970より改変］

は安静時に成人で5〜8 *l* であるが，激しい運動では70〜120 *l*，多い例では200 *l* にも達する．しかし，このように極端に換気量が増えたときには呼吸が浅くなり，酸素摂取量からみた呼吸の効率はかえって低下する（図2-21）．

なお，運動時の酸素摂取量等の測定法については，第3章で説明する．

(5) **酸素負債**

身体運動が開始されると，呼吸中枢のはたらきにより換気量が安静時よりも増大してより多くの O_2 をとり込む．しかしこの O_2 摂取量の増大と運動開始のあいだには時間的なずれがある．図2-22に示すように，O_2 摂取量は運動開始後増加をはじめ，軽い運動の場合にはやがて一定値に達する．これを定常状態といい，この期間は運動による O_2 消費と呼吸による O_2 供給のバランスがとれている．しかし，定常状態になる以前，つまり運動の初期では O_2 の供給が十分でなく，この期間の運動のエネルギーは，すでに述べたようにクレアチンリン酸機構と乳酸性機構という嫌気性機構によりエネルギー不足を補う．このため，骨格筋中に乳酸が蓄積する．運動をやめると，O_2 摂取量はただちに減少せず，徐々に安静時のレベルに戻る．これは運動の初期の嫌気的反応によって減少したクレアチンリン酸を元のレベルに戻し，蓄積した乳酸を酸化して除去するためである．この運動初期の O_2 不足分は，運動終了後の安静時よりも余分な O_2 とり込

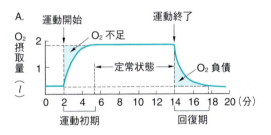

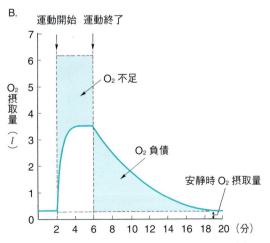

図2-22 軽い運動時(A)と激しい運動時(B)の酸素摂取量
［ヒル，1923より改変］

み分と等しい．つまり運動時の O_2 不足分を，ちょうど借金を支払うように運動後に補充していることになる．この運動前後の O_2 の賃借関係を**酸素負債**という．

激しい運動，たとえば 100 m 競走のような場合には，ランナーは疾走中ほとんど呼吸をしない．したがって，このような場合には運動中，O_2 供給と O_2 消費がつり合って定常状態になることはなく，酸素負債は著しく大きな値となる．100 m を疾走したのち，ランナーがしばらく「肩で息をしている」のはこの酸素負債を清算するため O_2 を摂取しているのである．

2 循環器系のはたらき

(1) 心臓のポンプ作用

循環器系は，肺で呼吸によりとり込まれた O_2 や消化管で消化吸収された栄養素等を身体組織の細胞に運搬し，細胞から排出された CO_2 やその他の代謝産物を肺や腎臓に搬出する．これらのはたらきは**心臓の拍動**によって駆動される**血管内の血液の流れ（血流）**によるものである．

図 2-23 は心臓からみた循環器系の構成図である．**心臓は心筋からなる袋で，心筋は**

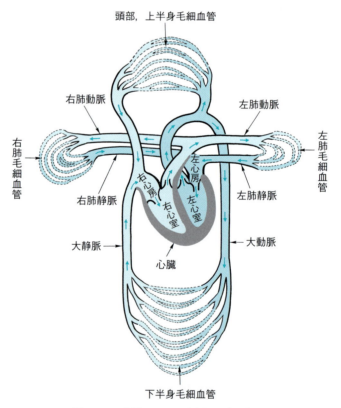

図 2-23 心臓からみた循環器系の構造
心房—心室間および心室—動脈間には血液の逆流を防ぐ弁がある．

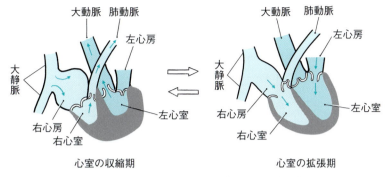

図 2-24　心臓の収縮期と拡張期での血液の流れ

骨格筋と同様に横紋筋である．心臓は左右二つの心房と左右二つの心室に分かれている．左心室の心筋の収縮により，心室中の血液は大動脈に送り出される．大動脈は分枝を繰り返して動脈・細動脈を経て毛細血管となり，全身の組織に分布する．毛細血管は組織の細胞とガス交換（内呼吸）を行ったのち，互いに集まって細静脈，静脈を経て大静脈となり，心臓の右心房に戻ってくる．静脈血はさらに右心室にはいり，右心室の収縮により肺動脈を通って肺に送られ，ここで肺胞内の空気とガス交換（外呼吸）を行う．肺の血液は肺静脈を通って左心房にはいり，再び左心室の収縮により大動脈に送り出される．つまり，心臓は血液を全身に循環させるポンプのはたらきをしている．とくに左心室は全身に血液を送り出すので，この部分の心筋はもっとも厚く発達している．

図 2-24 に示すように，心臓は収縮と弛緩（拡張）とを繰り返している．まず収縮期では心室の容積が著しく減少し，右心室の血液（CO_2 を含む静脈血）は肺動脈に送り出されるが，右心房と右心室間の弁により静脈血が右心房に逆流することはない．一方，左心室の血液（O_2 を含む動脈血）は大動脈に送り出されるが，左心房と左心室間の弁により左心房から肺静脈に逆流することはない．心臓の拡張期には心室の容積は増大し，大静脈から右心房に戻ってここにたまっていた静脈血は右心室にはいり，肺静脈から左心房に戻ってきた動脈血は左心室にはいる．これが一定の周期で繰り返されるのである．

(2) 心臓の拍動の神経による調節

心臓の周期的な収縮・弛緩の繰り返しを心拍という．心臓が1回の収縮（拍動）で送り出す血液の量を1回拍出量といい，成人で 60〜80 ml である．また，心臓の1分間当たりの拍動数を心拍数，1分間当たりの血液拍出量を心拍出量といい，成人で 4.5〜5.5 l/分である．心臓の拍動を起こす活動電位は上大静脈と右心房との境界部（洞房結節）で自動的に発生し，心筋に伝えられる．この洞房結節の活動電位発生部を歩調とり部（ペースメーカー）という．歩調とり部での活動電位発生頻度が心拍数の頻度を決定する．

心拍数は交感神経と副交感神経（迷走神経）によって調節されている．交感神経の活

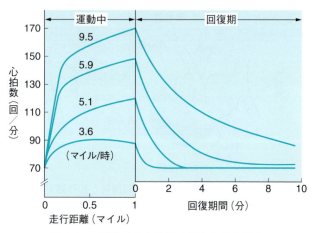

図 2–25　運動時の心拍数の増加とその回復
1マイルの距離を種々の速度で走らせて測定．
[ルブラン，1957 より改変]

動によりペースメーカーの活動頻度が増加し，心拍数も増加する．迷走神経の活動はこの逆の効果を起こす．

　安静時には迷走神経の活動によって心拍数は低い値（60〜80 回/分）に保たれているが，運動時には迷走神経の活動が低下し，交感神経の活動が高まるので運動強度に応じて心拍出量は増大し，すでに述べた呼吸頻度の増大とあいまって骨格筋により多くの O_2 を供給する．図 2–25 は種々の速度で1マイルを走ったときの心拍数の増加と，その回復を示したものである．なお心拍数の増加により，静脈から心臓にもどってくる血液量が増大するので，心室は拡張期により著しく引き伸ばされることになる．心筋は引き伸ばされるほど大きな力を発生する性質があり，これを心臓のスターリングの法則という．このため，心拍数が増すとともに1回拍出量も増大する．

(3)　心電図

　心臓が拍動するさいの心筋の電気的活動を，身体表面に当てた電極によって増幅器（心電計）に導き記録することができる．これを心電図という．心電図により心臓の心筋の正常な活動が記録できるばかりでなく，その機能の異常も発見することができる．心電図を記録するさいの電極の位置には通常 12 とおりある（図 2–26）．どの方法でも，心臓が1回拍動するごとに記録される波形は図 2–27 に示すような経過をとる．まず小さい P 波が出たのち，鋭い波形の QRS 波が続いて現れ，しばらくして T 波が現れる．P 波は洞房結節で起こった活動電位が心房全体に拡がる過程で起こる．QRS 波は心室に活動電位が拡がりつつある時期を示し，T 波は心室の活動電位が終了する過程である．心電図の各波間の間隔や大きさから心臓の活動とその異常が判定される．

C. 身体運動と呼吸器および循環器系のはたらき

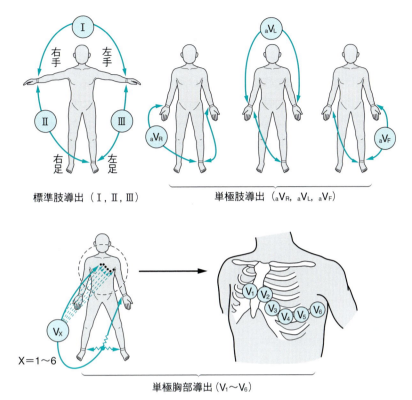

図2-26　心電図の12とおりの導出法

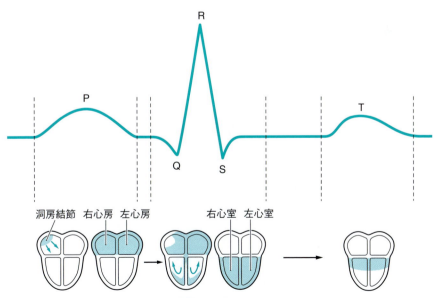

図2-27　心電図の波形（上段）と波形に対応する心臓における活動電位の拡がり（下段）
心臓の色のついた部分に活動電位が発生している．

(4) 血管の形態

　血管はその内径と血管壁の厚さによって大動脈，動脈，細動脈，毛細血管，細静脈，静脈，大静脈等に大まかに分けることができる（図2-28）．毛細血管と細静脈以外の血管壁は弾力性に富む弾性組織と厚い輪状筋の層からなる（図2-29）．輪状筋は横紋のない平滑筋である．心臓から血液が出るのは各拍動ごとに断続的に行われるが，血管壁が弾性に富み伸縮するので，血管に沿っての血液の流れはだんだん連続的な流れにかわってくる．血管平滑筋は延髄の血管運動中枢からの自律神経（交感神経と副交感神経）により，収縮・弛緩の調節を受けている．血管の直径は血管平滑筋が収縮すれば減少し，弛緩すれば増大する．これにより血管内の血流が調節される．

　毛細血管には血管平滑筋がないので，自身で直径をかえることはできない．毛細血管での血流の調節は，細動脈の平滑筋あるいは毛細血管の始起部にある前毛細血管括約筋によって行われる．毛細血管における血流の調節は運動時の骨格筋へのO_2供給のさいとくに重要である（図2-30）．なお毛細血管の全面積はサッカー場の面積にほぼ等しい．

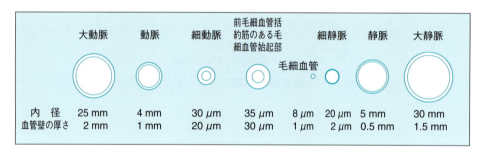

図2-28　血管各部の内径と血管壁の厚さの比較
［バートン，1954より改変］

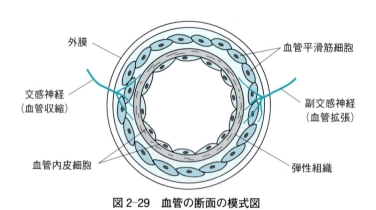

図2-29　血管の断面の模式図

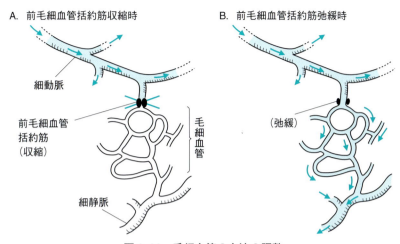

図2-30 毛細血管の血流の調整

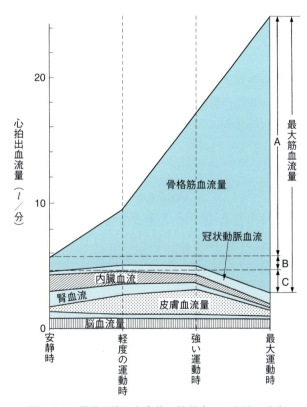

図2-31 運動の強さと身体の諸器官への血流の分布
A：心拍出量増加による運動時の筋血流の増加
B：安静時の筋血流量
C：筋以外の諸器官への血流量の減少による筋血流量の増加
［ウェードら，1962より改変］

(5) 運動時の血流の調節

身体の血液の総重量は体重の約 8 % である．たとえば体重 70 kg の人で約 5.6 l である．この血液量は一定なので，運動時に骨格筋により多くの血液を送るためには，身体の他の器官に送る血流をそれだけ減らさなければならない．運動時には心臓の心拍出量が増大するとともに，骨格筋への血管は拡張して骨格筋に多量の血液が流れる．これと同時に内臓諸器官，および運動に関与していない骨格筋への血管は収縮し，血流は減少する．また，運動が長く続くと体温が上昇するので，皮膚の血管が拡張して血流量が増大し体温が外界に放散しやすくなる．

骨格筋内の毛細血管は安静時には 10～20 % が開いているのみで，残りの 80～90 % は閉じており血液は流れない．運動時には毛細血管は全開するので，骨格筋への 1 kg 当たり血流量は安静時の 40～70 ml/分から，運動時には 500～750 ml/分と 10 倍以上に増加する．これによって骨格筋に多量の O_2 が供給される．

図 2-31 は運動の強さが増大するにつれて心拍数，血流が身体の諸器官にどのように分布するかを示す．運動が強くなるにつれて骨格筋の血流は増加してゆく．このような激しい運動を長く続けるのは危険である．

(6) 血 圧

血管壁が血液によって受ける圧力を血圧という．通常，血圧とは動脈の血圧をさす．体の上腕部の血圧の測定は図 2-32 のようにして行う．心臓の拍動により動脈の血圧は上昇と下降を繰り返している．腕にマンシェットという帯を巻きつけ，ゴム球により圧

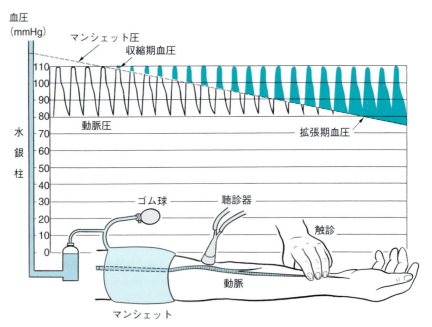

図 2-32 血圧計による収縮期および拡張期血圧の測定法
［ラシュマー，1976 より改変］

力をかけてゆく．圧力が動脈圧よりも大となると動脈血流は停止してしまう．次いで圧を下げてゆくと，ある点で動脈血が流れはじめる．このとき聴診器により血流開始を音（コロトコフ音）で聞くか，あるいは脈として触診により検出する．これにより最高血圧（収縮期血圧）を圧力計で読みとる．さらに圧を下げてゆくと聴診による音は消失する．これにより最低血圧（拡張期血圧）がわかる．なお現在は電気的にこれらの操作を行い，血圧をデジタル表示する血圧計が市販されている．安静時の健康な成人の年齢と血圧との関係を図 2-33 に示す．収縮期血圧，拡張期血圧とも年齢の増加にしたがって増加する．血圧の測定により高血圧症あるいは低血圧症が判定できる．

運動時にはすでに図 2-31 に示したように心拍出量が増大するとともに，筋肉の収縮自体によって血管が圧迫されるので，収縮期血圧と拡張期血圧は急激に上昇する（図 2-34）．したがって，高血圧症の人や心臓血管系に疾患のある人が運動をしようとするさいには種々の注意が必要である．図 2-35 に示すように心臓が血液を大動脈に拍出するとき，大動脈圧は収縮期圧で 120 mmHg，拡張期圧で 80 mmHg，平均血圧で 100 mmHg くらいである．毛細血管での血圧は約 30 mmHg に低下し，大静脈ではさらに低

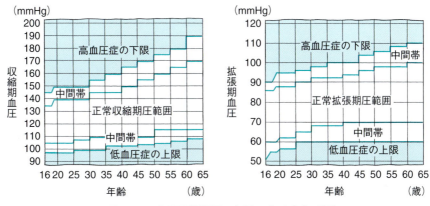

図 2-33　血圧正常範囲の年齢による変化（男）
［マスターら，1952 より改変］

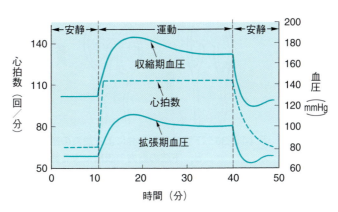

図 2-34　運動中の血圧と心拍数の変化
［フーセイら，1965 より改変］

下する.

　ヒトは直立歩行するので，下肢の静脈の血液が心臓まで上昇するさい，**血液が逆流しないよう静脈には弁がある**（**図 2–36A, B**）．また下肢の筋肉が収縮すると静脈が圧迫され，静脈にたまった血液が心臓に向かって絞り出される（**図 2–36C**）．このため**下肢の筋肉は第二の心臓と呼ばれる**．

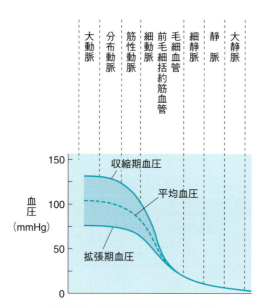

図 2–35　循環器系の各部位の血圧

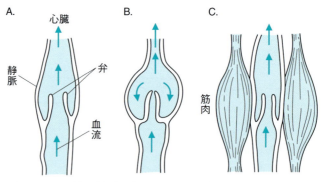

図 2–36　下肢の静脈の弁による血液の逆流の防止（A, B）と，下肢の筋肉の収縮による静脈血流の促進（C）

練習問題

(1) 骨格筋が収縮し，身体の運動が起こるしくみを説明せよ．
(2) 中枢神経系による骨格筋収縮の調節機構のあらましを説明せよ．
(3) 活動電位の「全か無かの法則」とはどのような性質をさすか．
(4) 速筋と遅筋の差異について述べよ．
(5) 骨格筋収縮の直接のエネルギー源であるATPの三つの供給機構について説明せよ．
(6) 好気性エネルギー産生機構により持続的な運動時のATP供給に用いられる糖質と脂質の割合は，何によって変化するか．
(7) 最大酸素摂取量（$\dot{V}O_2max$）とは何か．
(8) 運動強度は何で表されるか．
(9) 酸素負債について説明せよ．
(10) 心臓の拍動はどのような因子によって調節されているか．
(11) 高血圧症や心臓血管系に疾患のある人が，運動するさいに注意が必要なのはなぜか．
(12) 心電図の波形を描き，P，Q，R，S，T波に対応する心臓の状態を述べよ．
(13) 運動時に骨格筋に十分なO_2を供給するための呼吸器系，循環器系のはたらきを説明せよ．
(14) 大動脈の収縮期血圧：拡張期血圧：平均血圧の値を述べよ．
(15) 下肢の筋肉が第二の心臓と呼ばれるのはなぜか．

3 運動とエネルギー代謝

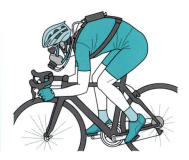

　第2章では，身体運動のさいの骨格筋および呼吸器系，循環器系の協調的なはたらきについて説明した．体内ではいろいろな物質代謝が行われているが，これらの総決算として，体内にとりいれた栄養素のエネルギーは運動などのエネルギーとして利用されたり熱となって放散し，残りは余分のエネルギーとして体内に貯蔵される．本章では，このように身体全体としてみたエネルギーの出入りの収支決算について考察する．

A. エネルギー代謝とは

　生体が体内にとり込んだ物質の変化を物質代謝という．われわれは食物としてとりいれた栄養素を，呼吸によってとりいれたO_2によって酸化し，このさい発生するエネルギーを利用して生命を維持している．栄養素のエネルギーの大半は熱エネルギーとして体温を保つのに用いられ，一部は運動などの仕事エネルギーに用いられる．残りのエネルギーは貯蔵エネルギーとして糖質や脂質の形で体内に貯えられる．体内の種々の物質代謝をエネルギーの身体の出入りとして考えることをエネルギー代謝という（図3-1）．

B. 食物のエネルギー

　われわれが摂取する食物中の主なエネルギー源は，糖質，脂質およびタンパク質である．これら三大栄養素は体内で多くの反応を経て酸化分解されるが，この間に遊離するエネルギーの総量は反応の最初の物質と最後の生産物とで決まり，中間の過程とは無関係である．したがって，各栄養素が生体内で遊離するエネルギー量は，これらを完全に燃焼させて発生する熱量を測定すればよい．これにはボンブカロリーメーター（爆発熱量計）を用いる（図3-2）．つまり，栄養素または食品を外界に熱が逃げないような容器中で電熱により完全に燃焼させ，このさいの周囲の水温の上昇から発生熱量（物理的燃焼値）を測定する．ただしタンパク質は体内で完全に燃焼せず，尿酸等の不完全酸化物が残るので，これを考慮する．栄養素が燃焼により1g当たり発生する熱量は，糖質が約4.1 kcal，脂質が約9.3 kcal，タンパク質は約4.1 kcalである．これをルブナー係数という．しかし生体内では摂取した栄養素がすべて燃焼するとはかぎらないことを考え

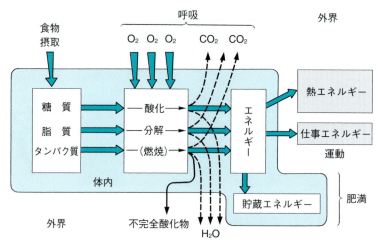

図 3-1　生体における栄養素の燃焼によるエネルギーの発生と利用
　糖質と脂質は体内で完全燃焼して CO_2 と H_2O になるが，タンパク質は完全に燃焼せず不完全酸化物（尿酸等）が残り，体外に排出される．

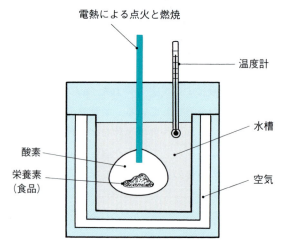

図 3-2　ボンブカロリーメーターによる栄養素や食品の発生熱量の測定

にいれて，糖質，脂質，タンパク質の 1 g 当たりの kcal 数を 4 : 9 : 4 として摂取した栄養素の熱量を計算する[注]．これをアトウォーター係数という．食物の熱量は，食物中の三大栄養素の量を測定し，これにアトウォーター係数を乗ずることによって計算する．

　なお，実際には食物によって消化吸収率が異なるので，有効なエネルギー量はアトウォーター係数による計算値とかなりくいちがうことがある．このためわが国では主要食品ごとにエネルギー換算係数が作られている．

注）実際には，脂肪組織は結合組織を含むので，1 g 当たり 7.3 kcal として計算する．

C. エネルギー代謝率の測定

人体のエネルギー代謝率は，体外に放散される熱量を測定する**直接法**と，体内で消費される O_2，排出される CO_2 および尿中の窒素量から体内のエネルギー発生率を計算する**間接法**とがある．

1 直 接 法

栄養素の燃焼により生ずるエネルギーは，生体が外界に対して仕事をしなければ結局熱として体外に放散される． したがって，安静状態の被検者を**図 3-3** のように外界に熱が逃げないように小さな密室にいれ，一定の時間に**被検者の体から発生する熱を，密室内を循環している水の温度上昇から測定する**．このとき被検者の吐き出した呼気や，皮膚から蒸発する水分は硫酸とソーダ石灰に吸収させてその量を測定し，この値から蒸発に用いられた熱量を測定する．この装置を**呼吸熱量計**という．この方法で**安静時エネル**

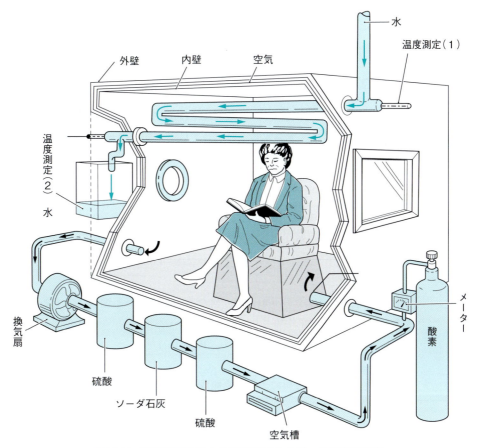

図 3-3 呼吸燃量計による安静時エネルギー代謝率の測定
［ロバーグスら，1996 より改変］

ギー代謝率が測定される．しかしこの方法は測定に長い時間がかかり，装置が大型で操作も複雑なので，主に次に述べる間接法が多く用いられる．

2　間　接　法

　食物中の糖質と脂質は生体内で酸化分解されて CO_2 と H_2O になり，一方，タンパク質は酸化分解されて CO_2 と H_2O のほか窒素（N）を含む不完全酸化物を生ずる．したがって，生体内の栄養素の酸化によって生ずるエネルギー量は，体内にとりいれた O_2 量と体外に排出された CO_2 量，および尿中の N 量から計算できる．つまり，一定時間内に被検者が消費した O_2 量と，発生した CO_2 量および尿中の N 量から，体内で燃焼した栄養素の分量比を計算し，さらにこの値から発生した熱量を計算するのである．この間接法は被検者の安静時ばかりでなく，運動時の代謝率の測定にも適している．

　O_2 消費と CO_2 の排出は呼吸計により測定する．呼吸計には閉鎖式と開放式とがある．閉鎖式は密閉した酸素タンク中の O_2 の減少から消費 O_2 を，CO_2 吸着物質に呼気の CO_2 を吸着させて排出 CO_2 を測定する（図 3-4A）．開放式は外気を吸入させ，呼気を袋につめてその中の O_2，CO_2 を分析する（図 3-4B）．これらの値からエネルギー代謝率を計算するには，次に述べる呼吸比の値を用いる．

3　呼吸比（RQ）

　排出した CO_2 量と消費した O_2 量の比 CO_2/O_2 を呼吸比（respiratory quotient；RQ）という．RQ の値は燃焼する栄養素によってほぼ一定である．たとえば，糖質を形成しているグルコース（$C_6H_{12}O_6$）が完全燃焼すると，

$$C_6H_{12}O_6 + 6O_2 \longrightarrow 6CO_2 + 6H_2O$$

となる．

　アボガドロの原理では，すべての気体は温度，圧力が一定なら同じ容積中に同数の分子が存在する．したがって上の式から糖質の RQ は，

$$RQ = 6/6 = 1.00$$

である．

　脂質の完全燃焼はその種類により異なるが，いずれも糖質よりも多くの O_2 を必要とする．脂質の RQ は平均値として，

$$RQ = 0.71$$

が用いられている．

　タンパク質はその種類により元素組成が異なり，体内で完全燃焼しないので，RQ の値は実験的に求められ，その平均値として，

$$RQ = 0.80$$

という値が用いられる．

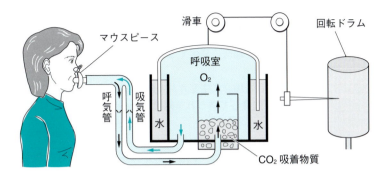

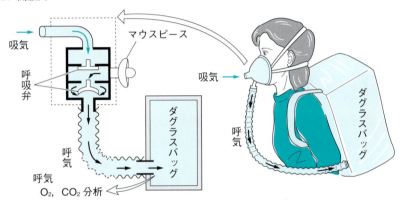

図 3-4　閉鎖式（A）と開放式（B）呼吸計による O_2 消費量と CO_2 排出量の測定
閉鎖式では，O_2 消費量は呼吸室の容積減少を回転ドラムに記録することにより，CO_2 排出量は CO_2 吸着物質に CO_2 を吸着させて測定する．

4　非タンパク呼吸比

　食物中のタンパク質が燃焼すると，その N 分はすべて尿中に排泄される．タンパク質の N 含量は約 16% である．したがって，尿中の N 量にタンパク質の N 含量の逆数（N 係数，100/16 = 6.25）を乗ずればタンパク質の燃焼量がわかる．また**表 3-1** のように，各栄養素 1 g の燃焼に必要な O_2 量が求められており，タンパク質 1 g の燃焼には 0.95 l の O_2 が必要で，その結果 0.76 l の CO_2 を生ずる．したがって，N 1 g を含むタンパク質 6.25 g の燃焼に必要な O_2 は $0.95 \times 6.25 = 5.94\ l$ で，その結果生ずる CO_2 は $0.76 \times 6.25 = 4.75\ l$ である．食物の燃焼による全 CO_2 発生量と全 O_2 消費量からこのタンパク質の燃焼による量をそれぞれ差し引くことにより糖質と脂質のみの RQ を計算できる．この値を**非タンパク呼吸比**という．計算式は，

$$\text{非タンパク呼吸比} = \frac{(\text{全 } CO_2 \text{ 発生量}) - (\text{尿中 N 量} \times 4.75)}{(\text{全 } O_2 \text{ 消費量}) - (\text{尿中 N 量} \times 5.94)}$$

表 3-1　三大栄養素から得られる熱量と酸素消費量

	糖質	脂質	タンパク質
1 g を酸化するのに必要な O_2 量（l）	0.75	2.03	0.95
1 g を酸化した場合に発生する CO_2 量（l）	0.75	1.43	0.76
呼吸比（RQ）	1.00	0.71	0.80
1 g を酸化した場合に生産される熱量（kcal）	4.10	9.30	4.10
1 l の O_2 を消費して得られる熱量（kcal）	5.05	4.69	4.80

となる．非タンパク呼吸比から比例配分により，燃焼した糖質と脂質の量が求められる．

　こうして求めた糖質，脂質，タンパク質量にそれぞれ 1 g 当たりの kcal 数を乗ずれば全代謝量が計算される．実際には，短時間のエネルギー代謝率測定のさいタンパク質の燃焼量を無視してもさしつかえない．それはタンパク質の燃焼による熱量は糖質や脂質に比べて少ないからである．

D. 基礎代謝率（BMR）

　早朝空腹時に快適な室内で目ざめている状態で安静に横たわっているとき必要とされる単位時間当たりのエネルギー代謝量を基礎代謝率（basal metabolic rate；BMR）（kcal/日）という[注]．基礎代謝率は，呼吸熱量計（図 3-3）中に対象者が安静に横たわった状態で測定される．これには心臓の拍動，呼吸運動，体温保持，体内の臓器でのエネルギー代謝などが含まれる．基礎代謝率は日本人の成人男子で 1,300〜1,600 kcal/日，成人女子で 1,100〜1,200 kcal/日くらいである．

　基礎代謝率は同性，同年齢なら身体の表面積に比例する．しかし体表面積の直接測定はむずかしいので，身長（H cm）と体重（W kg）から体表面積（A cm^2）を推定する種々の計算式が用いられる．たとえば年齢を考慮して次の式が提唱されている（藤本式）．

$$\begin{cases} 0\ 歳 & A = W^{0.473} \times H^{0.655} \times 95.68 \\ 1〜5\ 歳 & A = W^{0.423} \times H^{0.362} \times 381.89 \\ 6\ 歳以上 & A = W^{0.444} \times H^{0.663} \times 88.83 \end{cases}$$

しかし，近年体重を体表面積のかわりに用いても近似的にさしつかえないことがわかり，測定の容易な体重当たりの基礎代謝率が用いられるようになってきた．表 3-2 に健康な日本人の平均体重（参照体重）に対する年齢別，性別の基礎代謝率基準値（kcal/kg/日）を示す．基礎代謝率基準値は男女とも年齢とともに低下してゆく．

　基礎代謝率に影響を及ぼす因子には，以下のようなものがある．

注）従来本書では基礎代謝量（basal metabolism；BM）という用語を使用してきた．しかし，国外ではもっぱら基礎代謝率（basal metabolic rate；BMR）という用語が用いられている．後者の用語は単位時間当たりの量であることをよく表わしているので，今回は量の代わりに率を用いることとした．

表 3-2 参照体重に対する基礎代謝率

性別	男性			女性		
年齢（歳）	基礎代謝率基準値 (kcal/kg 体重/日)	参照体重 (kg)	基礎代謝率 (kcal/日)	基礎代謝率基準値 (kcal/kg 体重/日)	参照体重 (kg)	基礎代謝率 (kcal/日)
1〜2	61.0	11.5	700	59.7	11.0	660
3〜5	54.8	16.5	900	52.2	16.1	840
6〜7	44.3	22.2	980	41.9	21.9	920
8〜9	40.8	28.0	1,140	38.3	27.4	1,050
10〜11	37.4	35.6	1,330	34.8	36.3	1,260
12〜14	31.0	49.0	1,520	29.6	47.5	1,410
15〜17	27.0	59.7	1,610	25.3	51.9	1,310
18〜29	24.0	63.2	1,520	22.1	50.0	1,110
30〜49	22.3	68.5	1,530	21.7	53.1	1,150
50〜69	21.5	65.3	1,400	20.7	53.0	1,100
70以上	21.5	60.0	1,290	20.7	49.5	1,020

[厚生労働省：日本人の食事摂取基準（2015年版）より]

① **身体の組成**：同年齢，同体重でも脂肪の多い人は筋肉質の人よりも基礎代謝率が低い．女性が男性よりも基礎代謝率が低いのはこのためである．

② **ホルモン**：甲状腺ホルモン（サイロキシン，トリヨードサイロニン），副腎皮質ホルモン（コルチゾールなど），副腎髄質ホルモン（アドレナリン，ノルアドレナリン）等の分泌過剰は BMR 値を増大させる．とくにサイロキシンの過剰によるバセドウ病で著しい．

③ **体温上昇（発熱）**：体温の上昇は体内の化学変化速度を増大させるので，BMR 値が上昇する．体温1℃の上昇により BMR 値は約14％増大する．

④ **妊娠**：妊娠の後半，胎児の成長とともに BMR 値が増大する．

なお，基礎代謝率の測定には上記①〜④のような問題があり，欧米諸国ではこのかわりにもっぱら安静時代謝率が用いられている．将来わが国でもこの方式に移行するであろう．

E. 食事誘発性熱産生（DIT）

食事をした後，安静にしていても代謝率は増加する．この食物摂取による代謝率の増大を**食事誘発性熱産生**（diet induced thermogenesis；**DIT**）または**特異動的作用**（specific dynamic action；**SDA**）という．この原因は明らかでないが，体内に吸収された栄養素が代謝率を増大させるものと考えられている．DIT の値は栄養素によって異なり，タンパク質のみを摂取したとき摂取エネルギーの約30％，糖質のみの場合約6％，脂質の

みの場合約 4 % である．普通の食事はこれらの混合なので約 10 % くらいである．DIT により発生したエネルギーは熱となり，体温の保持に用いられるのみである．したがって食後しばらく体があたたかくなる効果しかない．このことは，たとえば身体が 1,000 kcal のエネルギーを必要とするとき，食物として 1,100 kcal のエネルギーを摂取する必要があることを意味する．

F. 運動時のエネルギー代謝率（RMR）

人が何も作業をせず安静にしているときの代謝率は，一定の姿勢を保つための筋の緊張のエネルギー消費等により基礎代謝率よりも大である．これを安静時代謝率という．安静時代謝率と基礎代謝率の比［（安静時代謝率）÷（基礎代謝率）］は，成年男子で 1.25，成人女子で 1.15，年少者（6～15 歳）で 1.20 である．

一定の運動（作業）をしているとき，代謝率は安静時代謝よりもさらに増大する．この運動による代謝率の増加分を運動時代謝率という．運動時代謝率は人の体格によってさまざまである．しかし，同じ運動については，基礎代謝率に対する運動に必要なエネルギー代謝率の比には個人差がなく一定である．この比を運動時のエネルギー代謝率（relative metabolic rate；**RMR**）といい，次のような式で表される．

$$\text{RMR} = \frac{(\text{運動時全代謝率}) - (\text{安静時代謝率})}{(\text{基礎代謝率})}$$

RMR の値はいろいろな運動について測定されている．**RMR は運動の強度を示す指標であり，RMR 値に基礎代謝率を乗じた値が，その運動に要する代謝率である．**

しかし RMR を用いることにより，個人差がまったくなくなるわけではない．以下の点にも考慮すべきである．

① **運動の習熟度**：よく習熟した人の運動はむだな筋を使わないので，消費エネルギーが少なくなる．したがって，同じ種類の運動をしても初心者よりも RMR 値は小さい．

② **運動の種目**：主たる運動方向が重力の方向とは異なる，歩行のような水平運動の消費エネルギーは身長と体重に比例するので（基礎代謝は身長と体重の関数である体表面積に比例する）RMR 値の個人差が少ない．しかし登山のように垂直に体重をもち上げる運動の場合，エネルギーは体重のみに比例するので，その個人差が大きい．

③ **年齢による差**：同じ運動でも年少者から青年に移行する過程で RMR 値は比較的大きくなる．

G. メッツ（METS）

種々の運動のさいのエネルギー代謝率は，安静時代謝率の倍数として表した各身体活動の強度の指標メッツ（METS）としても表すことができる．METS と RMR との間には，

$$\text{RMR} = 1.2 \times (\text{METS} - 1)$$

G. メッツ（METS）

表 3-3　日常生活活動と運動時のエネルギー代謝率（RMR と METS）

日常生活活動と運動の種類	エネルギー代謝率		日常生活活動と運動の種類	エネルギー代謝率	
	RMR	METS		RMR	METS
非常に弱い運動			普通の運動		
休息・談話（座位）	0.2	1.2	自転車（普通の速さ）	2.6	3.2
教養（読む，講義受講，書く，みる）	0.2	1.2	掃除　雑巾がけ	3.5	3.9
			ボーリング	2.5	3.1
談話（立位）	0.3	1.3	キャッチボール	3.0	3.5
食事	0.4	1.3	ラジオ・テレビ体操	3.5	3.9
身の回り（身じたく，用事，洗面，便所）	0.5	1.4	エアロビックダンス	4.0	4.3
			急ぎ足（90 m/分）	4.5	4.8
一般事務作業	0.5	1.4	ハイキング（山地）	4.5	4.8
ワープロ，OA 機器の使用	0.6	1.5	ピンポン	5.0	5.2
弱い運動			強い運動		
乗物（電車，バス，立位）	1.0	1.8	階段を昇る	6.5	6.4
入浴	1.0	1.8	テニス	6.0	6.0
ゆっくりした歩行（買物，散歩）	1.5	2.3	雪上スキー（滑降）	6.0	6.0
			バドミントン	6.0	6.0
炊事（準備，片づけ）	1.6	2.3	ジョギング（120 m/分）	6.0	6.0
散歩（60 m/分）	1.8	2.5	登山	6.0	6.0
家庭菜園，草むしり	2.0	2.7	ジョギング（140 m/分）	7.0	6.8
普通歩行（通勤，買物）	2.1	2.8	なわとび（60〜70 回/分）	8.0	7.7
ゲートボール	2.0	2.7	ジョギング（160 m/分）	8.5	8.1
通勤（電車立位）	1.8	1.4	筋力トレーニング（腹筋運動，ダンベル運動，バーベル運動）	9.6	9.0

［厚生省：第五次改定　日本人の栄養所要量，1994 より選択，改変］

という関係があるので[注]，容易に両者の換算ができる．いろいろな運動に対する METS 値と RMR 値を表 3-3 に示す．

　最近（2013 年）の厚生労働省策定「健康づくりのための身体活動基準」では，身体活動・運動量の基準値に METS を用いている．したがって本書では，もっぱら METS 値を用いて，日常生活活動や運動のエネルギー代謝率の説明を行う．

> 　成年男子（40 歳，体重 60 kg）が 30 分間 60 m/分の速度で散歩したときの全エネルギー代謝量（エネルギー消費量）（T）を計算してみよう．
> 　まず，表 3-2 から該当する人の基礎代謝率基準値は 22.3 kcal/kg/日なので，1 分間当たりの基礎代謝率は

注）RMR は 3 章 F に定義された式があり，METS は METS＝運動代謝率/安静時代謝率の式がある．両者の関係式は容易にできる．その際に，安静時代謝率/基礎代謝率＝1.2 と仮定すれば，上記の関係式になる．

$$22.3 \div (24 \times 60) = 0.015 \text{ kcal/kg/分}$$

である．表3-3から60 m/分の速度のMETS値は2.5となり，30分間散歩すると

$$T = 0.015 \times 2.5 \times 60 \times 30$$
$$= 67.5 \text{ kcal}$$

である．

表3-3にみられるように，精神活動を主とする一般事務作業のMETS値は1.4で，作業としては軽度である．脳は安静時でもかなりのエネルギー消費があるが，この値は精神活動を行ってもほとんど変化しない．したがって，精神的作業の強度はMETS値で判定すべきでなく，精神的な疲労やストレスで評価されねばならない．

年齢別，性別の基礎代謝率基準値（表3-2：55頁）と，種々の運動についてのMETS値（表3-3：57頁）から対象者の1日の活動による総消費エネルギーが計算できる．表3-4にその計算例を示す．17歳，体重58.7 kgの男子の基礎代謝率基準値は，表3-2から27.0（kcal/kg/日）なので，1分間当たりの基礎代謝率は27.0×58.7÷(60×24) = 1.10（kcal/分）である．この値に身体活動のMETS値（1分間あたり）とそれらの持続時間（分）をかけて各活動の1日当たりのエネルギー消費量を求め，これらをすべて加算して1日当たりの総エネルギー消費量が得られる．なお睡眠時のエネルギー消費量は，単に1分間当たりの基礎代謝率に睡眠時間（分）をかけて求める．

表3-4 エネルギー消費量の計算例

男子高校生　陸上競技部員　年齢17歳　体重58.7 kg　基礎代謝率（BMR）　1.10 kcal/分

生活活動の種類	METS	1分間当たりエネルギー消費量 BMR×METS＝T(kcal/分)	時間 t(分)	総エネルギー消費量 T×t(kcal)
睡 眠（本文参照）	—	1.10	459	505
食 事	1.3	1.43	51	73
身じたく	1.4	1.54	73	112
入 浴	1.8	1.98	28	55
講義・学習				
読書自習	1.2	1.32	170	224
講義受講	1.2	1.32	180	238
運 動（卓球）	5.2	5.72	117	669
休 息（座）	1.2	1.32	23	30
雑 談（座）	1.2	1.32	103	136
歩 行	2.8	3.08	50	154
かけ足	6.8	7.48	4	30
自転車	3.2	3.52	50	176
用 事（弱）	1.4	1.54	43	66
計			1,440	2,468

H. 身体活動レベル

従来，エネルギー代謝率（METSまたはRMR）を用いるエネルギー消費量の計算法（58頁）が広く用いられてきた．

しかし2005年から，厚生労働省は**食事摂取基準**を策定し，これに基づいて**推定エネルギー必要量**をエネルギー消費量の指標として用いるという改定を行った．

この推定エネルギー必要量の計算では「身体活動の強度の指数 activity factor（Af）を用いる．METSは安静時代謝率の倍数として各身体活動の強度を表したのに対し，Afは基礎代謝率の倍数として表される．このAf値はMETS値に1.1を乗じたものである（$Af = 1.1 \times \text{METS}$）．この式では，安静時代謝率が基礎代謝率の1.1倍とみなされている．

ある運動時の単位時間当たりの推定エネルギー必要量 T' は基礎代謝率（BMR）から次の式で計算する．

$$T' = BMR \times Af$$
$$= BMR \times (\text{METS} \times 1.1)$$

表3-5はいろいろな身体活動時のAf値の範囲を示したものである．これらの値は**表3-3**の値とほぼ一致する．

各人の毎日の平均的な身体活動の目安として，身体活動レベルはⅠ低い，Ⅱふつう，Ⅲ高い，の3段階に区別される．**表3-6**は各身体活動レベル別にみたAf値と日常生活の内容である．

身体活動レベルⅠ（低い）は，現在わが国民の大部分が該当するものである．身体活

表3-5 身体活動の分類例

身体活動の分類（Afの範囲）	身体活動の例
座位または立位の静的な活動（1.1～1.9）	横になる．ゆったり座る（本などを読む，書く，テレビなどをみる）．談話（立位）．料理．食事．身の回り（身支度，洗面，便所）．裁縫（縫い，ミシンかけ）．趣味・娯楽（生花，茶の湯，麻雀，楽器演奏など）．車の運転．机上事務（記帳，ワープロ，OA機器などの使用）．
ゆっくりした歩行や家事など低強度の活動（2.0～2.9）	電車やバス等の乗物の中で立つ．買物や散歩等でゆっくり歩く（45 m/分）．洗濯（電気洗濯機）．掃除（電気掃除機）．
長時間持続可能な運動・労働など中強度の活動（普通歩行を含む）（3.0～5.9）	家庭菜園作業．ゲートボール．普通歩行（71 m/分）．入浴．自転車（ふつうの速さ）．子供を背負って歩く．キャッチボール．ゴルフ．ダンス（軽い）．ハイキング（平地）．階段の昇り降り．布団の上げ下ろし．普通歩行（95 m/分）．体操（ラジオ・テレビ体操程度）．
頻繁に休みが必要な運動・労働など高強度の活動（6.0以上）	筋力トレーニング．エアロビックダンス（活発な）．ボートこぎ．ジョギング（120 m/分）．テニス．バドミントン．バレーボール．スキー．バスケットボール．サッカー．スケート．ジョギング（160 m/分）．水泳．ランニング（200 m/分）．

［厚生労働省：日本人の食事摂取基準（2005年版）より］

表3-6 身体活動レベル別にみた活動内容と活動時間の代表例

身体活動レベル	低い（Ⅰ）	ふつう（Ⅱ）	高い（Ⅲ）
Af 値	1.50 （1.40〜1.60）	1.75 （1.60〜1.90）	2.00 （1.90〜2.20）
日常生活の内容	生活の大部分が座位で，静的な活動が中心の場合	座位中心の仕事だが，職場内での移動や立位での作業・接客等，あるいは通勤・買い物・家事，軽いスポーツ等のいずれかを含む場合	移動や立位の多い仕事への従事者，あるいは，スポーツ等余暇における活発な運動習慣を持っている場合
中程度の強度（3.0〜5.9メッツ）の身体活動の1日当たりの合計時間（時間/日）	1.65	2.06	2.53
仕事での1日当たりの合計歩行時間（時間/日）	0.25	0.54	1.00

［厚生労働省：日本人の食事摂取基準（2015年版）より］

動レベルⅡ（ふつう）は国民が健康人として望ましい，活発な生活活動をしており，国民にとって望ましい目標である．したがって，Af値が1.50またはそれ以下の人は，健康の維持と増進のために，Af値が1.75になることを目標に，日常生活に加えて運動を毎日行い，エネルギー代謝を増大させなければならない．

I. 推定エネルギー必要量

　従来，各人の1日当たりの生活活動に必要な総エネルギー量をエネルギー所要量とよんできたが，厚生労働省策定の「日本人の食事摂取基準（2005年版）」により，この呼称を推定エネルギー必要量（estimated energy requirement；EER）とすることになった．

　この推定エネルギー必要量（EER）は，各人の1日当たりの（エネルギー摂取量）と（エネルギー消費量）との差がちょうどつりあってゼロとなる確率がもっとも高いと推定される1日当たりのエネルギー摂取量であり，1日当たりの基礎代謝率（BMR）に**表3-6**の身体活動レベルのAf値をかけて以下の式により算出される．

$$EER = BMR \times Af$$

　表3-7は3段階の身体活動レベルおよび日本人の年齢別，男女別の基礎代謝率（BMR）より，推定エネルギー必要量（EER）を式 $EER = BMR \times Af$ から求めたものである．

表 3-7 推定エネルギー必要量（kcal/日）

性別	男性			女性		
身体活動レベル[1]	低い（Ⅰ）	ふつう（Ⅱ）	高い（Ⅲ）	低い（Ⅰ）	ふつう（Ⅱ）	高い（Ⅲ）
0～5（月）	—	550	—	—	500	—
6～8（月）	—	650	—	—	600	—
9～11（月）	—	700	—	—	650	—
1～2（歳）	—	950	—	—	900	—
3～5（歳）	—	1,300	—	—	1,250	—
6～7（歳）	1,350	1,550	1,750	1,250	1,450	1,650
8～9（歳）	1,600	1,850	2,100	1,500	1,700	1,900
10～11（歳）	1,950	2,250	2,500	1,850	2,100	2,350
12～14（歳）	2,300	2,600	2,900	2,150	2,400	2,700
15～17（歳）	2,500	2,850	3,150	2,050	2,300	2,550
18～29（歳）	2,300	2,650	3,050	1,650	1,950	2,200
30～49（歳）	2,300	2,650	3,050	1,750	2,000	2,300
50～69（歳）	2,100	2,450	2,800	1,650	1,900	2,200
70以上（歳）[2]	1,850	2,200	2,500	1,500	1,750	2,000
妊婦（付加量）[3] 初期				+50	+50	+50
中期				+250	+250	+250
後期				+450	+450	+450
授乳婦（付加量）				+350	+350	+350

[1] 身体活動レベルは，低い，ふつう，高いの三つのレベルとして，それぞれⅠ，Ⅱ，Ⅲで示した．
[2] 主として70～75歳並びに自由な生活を営んでいる対象者に基づく報告から算定した．
[3] 妊婦個々の体格や妊娠中の体重増加量，胎児の発育状況の評価を行うことが必要である．
注1：活用に当たっては，食事摂取状況のアセスメント，体重及びBMIの把握を行い，エネルギーの過不足は，体重の変化又はBMIを用いて評価すること．
注2：身体活動レベルⅠの場合，少ないエネルギー消費量に見合った少ないエネルギー摂取量を維持することになるため，健康の保持・増進の観点からは，身体活動量を増加させる必要があること．
［日本人の食事摂取基準（2015年版）より］

J. 最大酸素摂取量（$\dot{V}O_2max$）

最大酸素摂取量 $\dot{V}O_2max$ は，心臓と肺が O_2 を筋に供給する最大能力を表す．したがって，**$\dot{V}O_2max$ は運動時の個人のエネルギー最大供給能力の指標であり，全身的な持久力のもっとも重要な指標である．** $\dot{V}O_2max$ は個人差が大きいので，第4章で説明するようにトレーニングをはじめるに先立って，対象者の $\dot{V}O_2max$ を測定しておかねばならない．

a. 直接法による測定

トレッドミルか自転車エルゴメーター（図3-5）で被検者に走行運動を行わせる（運動負荷）．通常，漸増的負荷法（112頁）により，2〜3分おきに運動強度（ベルトコンベアーの速度と角度で変化させる）を増加し，その期間の酸素摂取量$\dot{V}O_2$を閉鎖式呼吸計により，吸気と呼気中のO_2の濃度差から測定する（図3-5）．$\dot{V}O_2$が運動強度を上げてももはや増加しなくなったとき（レベリングオフという）の飽和値が$\dot{V}O_2max$である（図3-6）．

なお，$\dot{V}O_2max$は他の種類の運動，たとえば水泳（水中運動）のレベリングオフ現象によっても求めることができる．しかしこの場合の$\dot{V}O_2max$値は走行運動による値とは

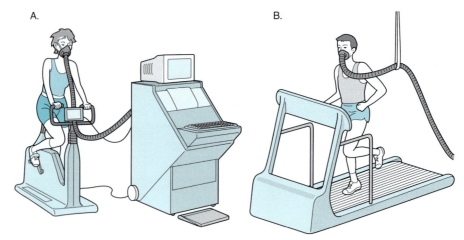

図3-5　自転車エルゴメーター（A）とトレッドミル（B）による$\dot{V}O_2max$の測定

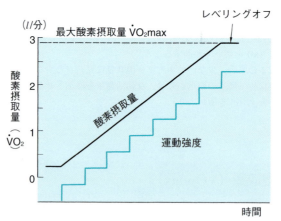

図3-6　直接法による最大酸素摂取量$\dot{V}O_2max$の測定法
　一定時間ごとに運動強度を段階的に増してゆくと酸素摂取量が増大し，あるレベルに到達すると$\dot{V}O_2max$に達しこれ以上増えなくなる．
［池上より改変］

異なる(表4-2:76頁).

b. 心拍数による$\dot{V}O_2$maxの測定

心臓から拍出される血液量はその中に含まれるヘモグロビンに担われたO_2の量に比例している.すなわち心臓からの血液拍出量からO_2摂取量が換算可能である.しかし心拍1回当たりの拍出量は個人によって異なる.正確には各個人で1回拍出量を測定すべきであるが,年齢別の拍出量の平均値がすでにわかっているので,心拍数(1分間当たり)から$\dot{V}O_2$が推定される.$\dot{V}O_2$の測定は簡単でないため,心拍数の測定をもって$\dot{V}O_2$測定にかえることが通常行われている.種々の年齢での心拍数と$\dot{V}O_2$との関係を表すと図3-7のようになり,どの年齢でも心拍数と運動強度$\dot{V}O_2/\dot{V}O_2$maxの間に直線関係がある.年齢と$\dot{V}O_2$maxに対応する最大心拍数HRmaxの間には近似的に

$$HR\text{max}=220-(年齢)$$

という関係がある.したがって,心拍数も運動強度の目安になる.これを利用して年齢や体力に合わせて被検者に3種の異なった運動強度を与えるトレッドミルや自転車エルゴメーター(110頁)が市販されており,心拍数の測定から$\dot{V}O_2$maxを推定するプログラムが組み込まれている.

なお,踏台昇降(ステップの高さ,男子40 cm,女子33 cm)により3種類の頻度(たとえば毎分10回,20回,30回)で5分間昇降を行わせ,終了直後の被検者の心拍数と体重から$\dot{V}O_2$maxを推定する簡便法がある(図3-8).この方法の利点はあまり激しくない運動でもかなり正確に$\dot{V}O_2$maxが求められることである.

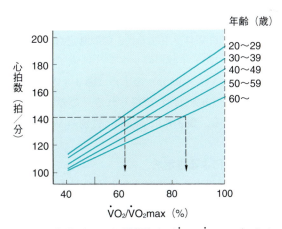

図3-7 年齢別にみた運動強度($\dot{V}O_2/\dot{V}O_2$max)と心拍数との関係

トレーニング時の心拍数が140拍とすると20歳代では60% $\dot{V}O_2$max程度であるが,60歳以上では80% $\dot{V}O_2$max以上の強度に相当し,運動に対する心臓の機能は加齢とともに低下することがわかる.

[体力科学センター資料と北嶋より]

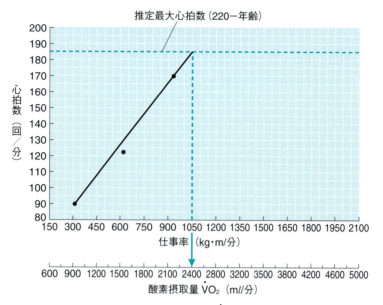

図 3-8　運動中の仕事率および $\dot{V}O_2$ と心拍数の関係

たとえば被験者（35歳の男性，体重 60 kg）の毎分 10 回の踏台（40 cm）昇降運動での 1 分間当たりの仕事率は，

$$60\,(kg) \times 0.4\,(m) \times 10\,(/分) = 240\,kg \cdot m/分$$

である．さらに踏台昇降時に身体の平衡を保つための消費エネルギーを考慮にいれて，上の値を 1.3 倍した値，つまり 312 kg・m/分を 1 分間当たりの仕事量とする．同様に毎分 20 回，毎分 30 回の昇降運動の仕事率は 624 kg・m/分，936 kg・m/分である．

上記の 3 種の運動中の心拍数（運動開始後 5 分で一定になる）を測定し，これらの値を**図 3-8** のグラフにプロットする．3 個の測定点を結ぶ直線を上方にのばし，年齢別の推定最大心拍数（220－年齢）のレベル（35 歳では 220－35＝185）と交わる点に対応する 1 分間当たりの $\dot{V}O_2$（ml/分）を求め（**図 3-8** の矢印 2,400 ml/分），さらにこれを体重で割って $\dot{V}O_2max$（ml/kg/分）が得られる．この場合，体重 60 kg とすると，2,400÷60＝40 ml/kg/分となる．**表 3-8** に年齢別，性別の $\dot{V}O_2max$ の評価を示す．

c. 12 分間走テストによる推定法

ある時間（10 分以上）以内に走行しうる最大距離と $\dot{V}O_2max$ との間にほぼ直線関係があることを利用して $\dot{V}O_2max$ を推定しうる．被検者に **12 分間全力で走らせたさいの走行距離から，図 3-9 のグラフを用いて $\dot{V}O_2max$ を求める．**

このテストはあらかじめ 12 分間続きそうな速度で被検者が走りはじめることが必要である．また，心疾患のある人や中・高齢者に適用するのは危険である．

d. $\dot{V}O_2max$ の個人差

$\dot{V}O_2max$ の値は年齢や生活習慣によって大きく異なる．**図 3-10** にみられるように，

表3-8 年齢別，性別の$\dot{V}O_2max$値の評価

	年齢（歳）	低 い	やや低い	普 通	やや高い	高 い
男	20〜29	〜35.1	35.2〜43.6	43.7〜52.1	52.2〜60.6	60.7
	30〜39	〜33.0	33.1〜41.5	41.6〜50.0	50.1〜58.5	58.6
	40〜49	〜30.9	31.0〜39.4	39.5〜47.9	48.0〜56.3	56.4
	50〜59	〜28.8	28.9〜37.3	37.4〜45.7	45.8〜54.2	54.3
	60〜	〜26.7	26.8〜35.1	35.2〜43.6	43.7〜52.1	52.2
女	20〜29	〜28.8	28.9〜35.1	35.2〜41.5	41.6〜47.9	48.0
	30〜39	〜24.5	24.6〜30.9	31.0〜37.3	37.4〜43.6	43.7
	40〜49	〜22.4	22.5〜28.8	28.9〜35.1	35.2〜41.5	41.6
	50〜59	〜20.3	20.4〜26.7	26.8〜33.0	33.1〜39.4	39.5
	60〜	〜18.2	18.3〜24.5	24.6〜30.9	31.0〜37.3	37.4

単位：ml/kg/分

［阿久津，1983 より］

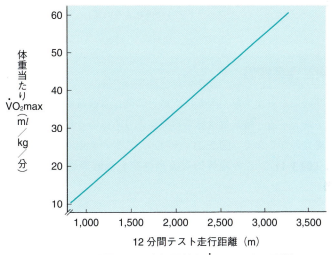

図3-9　12分間テスト走行距離と$\dot{V}O_2max$との関係

$\dot{V}O_2max$値は慢性的な病人では20 ml/kg/分程度かこれ以下であるのに対し，よくトレーニングを積んだ運動選手では80 ml/kg/分以上に達する．大まかにいえば，健康な一般人の値（約35 ml/kg/分）から運動選手の値（約55〜85 ml/kg/分）の間の差（20〜50 ml/kg/分）はトレーニングにより向上させうる$\dot{V}O_2max$値の幅を示している．このトレーニングによる$\dot{V}O_2max$値の増大は，呼吸器系，心臓血管系の機能の増大によるものである．これについては，後でトレーニング効果として説明する．

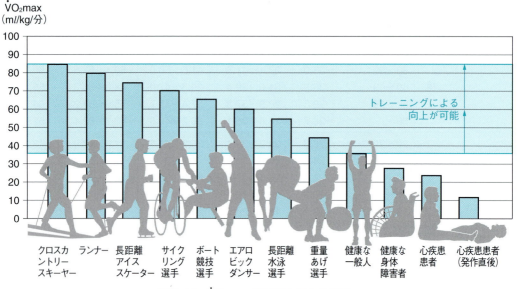

図3-10　V̇O₂max値の個人による差異
[ロバーグスら，1996より改変]

K. 無酸素性作業閾値

呼吸による換気量と酸素摂取量との間には直線関係があるが，運動強度がある値を超えて増大すると換気量は酸素摂取量よりもはるかに急激に増大するため両者の直線関係が成立しなくなる（図2-21：36頁）．このとき血液中の乳酸濃度も急激に増加をはじめる（図3-11）．この臨界的な運動強度を無酸素性作業閾値 anaerobics threshold（AT）

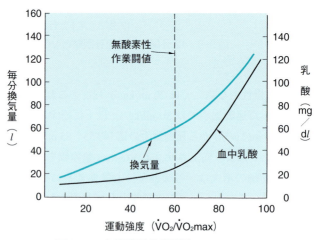

図3-11　無酸素性作業閾値
[池上：運動処方，朝倉書店，1982より改変]

という．これは激しい運動に好気性エネルギー産生機構（30～32頁）によるエネルギー供給が追いつかなくなり，嫌気性の乳酸性機構（29～30頁）が動員されるためである．またこのとき換気量が急激に増大するのは，乳酸により血液のpHが酸性になると，呼吸中枢の指令で呼吸運動がさかんになるためである．

このATに対応する$\dot{V}O_2$は好気性機構のみで持続しうる運動強度の限界を示しており，$\dot{V}O_2max$の40～80％である．ATより強い運動強度は結局長続きしない．一般にトレーニングの運動強度はAT以下の値にすべきである．ATの$\dot{V}O_2max$に対する相対値はトレーニングによって増大し，トレーニング効果の判定にはむしろ$\dot{V}O_2max$よりもすぐれている．

ATに対応する$\dot{V}O_2$を精確に求めるには血液中の乳酸濃度を測定しなければならない．しかし年齢に応じて$\dot{V}O_2max$から次のように換算できる．

若年　60～80％ $\dot{V}O_2max$
中年　50～70％ $\dot{V}O_2max$
老年　40～60％ $\dot{V}O_2max$

練習問題

（1）エネルギー代謝とは何か．
（2）ボンブカロリーメーターによって何が測定されるか．
（3）糖質，脂質，タンパク質がそれぞれ1g当たり発生する熱量をkcalで示せ．
（4）エネルギー代謝率の測定法にはどのようなものがあるか．
（5）呼吸比（RQ）について説明せよ．またエネルギー計算にどのように使われるか．
（6）基礎代謝率とは何か．またこの値は何によって変化するか．
（7）食物の食事誘発性熱産生（DIT）とは何か．
（8）運動時のエネルギー代謝率（RMR）とは何か．またその計算法を記せ．
（9）METSとは何か．RMRとの関係を説明せよ．
（10）最大酸素摂取量（$\dot{V}O_2max$）とは何か．またその測定法にはどのようなものがあるか．$\dot{V}O_2max$との関係を説明せよ．
（11）無酸素性作業閾値（AT）とは何か．$\dot{V}O_2max$との関係を説明せよ．

4 トレーニングとその効果

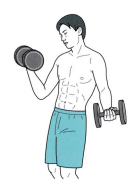

これまで説明してきたように，健康増進には運動が不可欠である．われわれは規則的に適度の運動を続けることにより，身体の筋肉や呼吸器系，循環器系の機能が増進する．このような運動をトレーニングという．本章では種々のトレーニングとその効果およびトレーニングに対する身体機能の適応の分子レベルのしくみについて説明する．

A. トレーニング運動の種類と方法

トレーニングを行うさいに，筋肉の活動に必要な O_2 が十分に血液から供給される場合とそうでない場合がある．前者を有酸素（好気的）運動，後者を無酸素（嫌気的）運動という．

またトレーニングには，① 激しい短時間の運動と休憩を交互に行うインターバルトレーニングと，② 中程度の運動を続ける持続トレーニングとがある．

ここではこれらのトレーニングを行うさいの注意事項を説明する．

1 無酸素トレーニング

図 4-1 に示すように，ごく短い激しい運動のエネルギーは筋線維中の ATP によって供給されるが，運動の持続時間がこれより長くなるとまずクレアチンリン酸機構が，次いで乳酸性機構がエネルギーを供給する（図 2-14：31 頁）．

これらのエネルギー供給機構はいずれも血液の O_2 を必要としない嫌気性（エネルギー産生）機構である．嫌気性機構によって行われる運動を無酸素運動，これによるトレーニングを無酸素（嫌気的）トレーニングという．

持続時間が 5 秒以下の激しい運動には重量あげ，ジャンプ，ゴルフのスイング，テニスのサーブなどが，5 秒以上 40 秒以下の激しい運動には 100 m 走，サッカーのプレー，200 m 走，100 m 競泳などがある．

無酸素トレーニングは精神的にも肉体的にも苦痛を伴い，乳酸の蓄積による筋肉の疲労を防止するため適当な回復期間を与える必要がある．無酸素トレーニングは重量あげ選手，短距離走者，短距離競泳者などの運動機能の向上に必要であるが，一般人の心肺

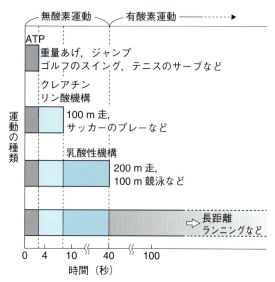

図 4-1 運動の種類による持続時間とエネルギー産生機構
［マックアードルら，1991 より改変］

機能を含む体力の増進には適当ではない．

なお，重いものをもち上げたり，壁を強い力で押すなど「いきみ」を伴う短時間の運動（バルサルバ動作という）のさいには，気道が閉じるとともに腹筋の収縮により横隔膜が上方に押し上げられ，胸腔の容積が著しく減少する．このため胸腔内の圧力が増大し，大動脈が圧迫され血圧が急激に上昇する．一方，胸腔内の大静脈は血管壁が薄く，胸腔内圧により圧縮されるので，心臓にもどってくる静脈血量が減少する．このため心臓が拍出する血液量も減少し，血圧の低下が起こる．このさい脳に供給される血液量が減少するので，「めまい」を起こすことがある．この血圧の低下は，自律神経の反射による心拍数の増大と血管の収縮を引き起こし，血圧は再び著しく上昇する．したがって心臓血管系の疾患のある人は，重量あげのような「いきみ」を伴う運動を行ってはならない．

2 有酸素トレーニング

あまり激しくない運動を続けるさいには，筋肉のエネルギー消費に必要な O_2 の供給が十分に行われる．このような運動を有酸素（好気的）運動，有酸素運動によるトレーニングを有酸素トレーニングという．このさいのエネルギー供給はもっぱら好気性エネルギー産生機構により行われる（図 4-1）．

身体持久力（体力）の増大と健康の増進の目的を達成するためには，筋肉の持続的作業能力を高めるとともに呼吸器系，循環器系の機能を増大させる有酸素トレーニングが

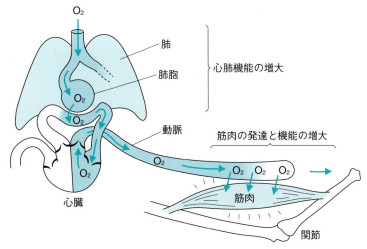

図4-2 有酸素運動による筋肉および心肺機能の増大

有効である．図 4-2 に示すように，有酸素トレーニングは運動時に活動する筋肉に日常生活の活動強度以上の過負荷を与えるばかりでなく，筋肉に十分な O_2 を供給するため心臓の活動にも過負荷を与え，その 1 回拍出量を増大させる．さらに肺を通して外気の O_2 を取り入れる呼吸筋の機能も増大させる．

有酸素トレーニングにはインターバルトレーニングと持続トレーニングがある．

(1) インターバルトレーニング

短時間の運動と短時間の休息とを交互に繰り返すトレーニング法をインターバルトレーニングという．この方法は，運動期間と休息期間を適当に設定することにより，休息なしに行えば好気性機構によるエネルギー供給が追いつかず乳酸の蓄積により疲労を起こす運動を，同じ延べ運動時間で疲労せずに行うことが可能となる．

たとえば時速 24 km のランニングを 1 分間続ければ疲労してしまうが，15 秒のランニングごとに 30 秒休息すれば何分間も走り続けることができる．

インターバルトレーニングは運動選手のトレーニングに著しく有効であるが，運動強度，運動期間，休息期間，1 回のトレーニング中の運動と休息の回数等，決定すべき項目が多く，一般の人に適したトレーニングとはいえない．

(2) 持続トレーニング

中程度あるいはそれ以上の運動強度（50〜80 $\dot{V}O_2max$）の運動を長時間持続して行うトレーニングを持続トレーニングという．一般人の体持久力の増大に適しているのはこの持続有酸素トレーニングである．

持続トレーニングを行うさいには，次に説明するように運動の種類と持続時間，およびトレーニングの頻度が重要である．

3 トレーニングの持続時間と頻度

トレッドミルを用いて，被験者が体力の限界まで一定の速度で走りうる時間を測定する方法をオールアウト走という．被験者はトレッドミルの動きについていけなくなった時点で手で合図し走行を停止する．

トレッドミル走行速度を増すにつれて当然オールアウト走の持続時間は短くなる（図4-3）．中程度の走行速度（200 m/分以下）で被験者が10分以上走行を続けているさいの肺の毎分換気量，心拍数，および酸素摂取速度（$\dot{V}O_2$）は，走行開始後上昇して3～5分間で最大値に達する（図4-4）．この結果は，筋肉にO_2を供給する呼吸・循環器系のはたらきが，走行開始後3～5分間で最大になることを示している．

(1) 酸素摂取量占有率

オールアウト走の走行速度がある値を超えて増大すると，O_2の供給速度がその運動の需要に追いつかなくなる．このような大きな運動強度の運動中のO_2供給不足の度合いを，O_2摂取量とO_2需要量の比（O_2摂取量/O_2需要量），酸素摂取量占有率として表す．

図4-5に示すように，オールアウト走の持続時間が短い（つまり走行速度が大きい）ときは酸素摂取量占有率は50％以下で明らかにO_2供給不足である．すでに第2章で説明したように，このO_2不足分のエネルギー消費は嫌気性機構（クレアチンリン酸機構および乳酸性機構）によってまかなわれるが，乳酸の蓄積によりすみやかに疲労が起こりオールアウト状態になる．

オールアウト走の走行速度が200 m/分以下で走行時間が10分を超えるような運動強度の小さい運動では，酸素摂取占有率は100％に達し，O_2供給による好気性機構が運動のエネルギー需要を満たすようになる．この状態が好気性条件下の有酸素運動にほか

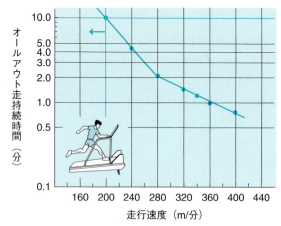

図4-3　オールアウト走の走行速度と持続時間
　　　　（対数目盛）の関係
［加賀ら，1984より改変］

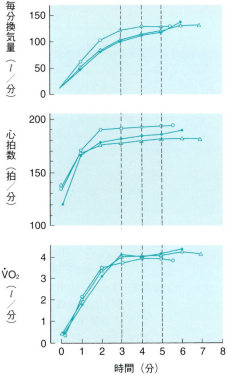

図4-4 3名の被検者（●，△，○）のオールアウト走開始後の肺換気量，心拍数および$\dot{V}O_2$の変動の比較

［加賀ら，1984より改変］

ならない．

以上の結果から，**呼吸器系・循環器系の機能を増大させる持続的トレーニング運動は10分以上続けられるような運動強度でなければならない**ことがわかる．

(2) トレーニングの頻度

トレーニング運動を週1回，2回，3回，4回と行って5〜10週間後の効果を比較すると，**身体の持久力（$\dot{V}O_2max$）を増大し維持するトレーニングに必要な頻度は週3回である**．したがってトレーニング頻度は週3回からスタートし，これに慣れたら少し増加してもよいが，疲労を翌日にもち越さない程度にとどめるべきである．

B. トレーニングの原則

運動のために**よく使用される筋肉は発達し，使われない筋肉は萎縮する**．このように**身体の器官は与えられた環境条件に適応してその機能を増進する能力がある**．したがっ

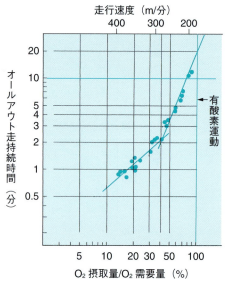

図4-5 オールアウト走行速度および持続時間（対数目盛）と酸素摂取量占有率との関係

持続時間が短い場合には走行速度が大であることを意味する（図4-3：72頁）．縦軸，横軸とも対数目盛．
［加賀ら，1984より改変］

て身体の適度の運動，つまりトレーニングは身体の種々の器官の機能を増大させ，体力の増大と健康の増進を起こす．これをトレーニング効果という．

トレーニングにはいくつかの守らなければならない原則がある．この原則を守るかぎり，トレーニングによる身体諸器官の適応は男女や年齢を問わず同様に起こるのである．

1 過負荷の原則

トレーニングにより身体機能を向上させるには，その運動強度が日常の生活活動のレベルを超えるものでなければならない．ある運動を行うさいの総消費エネルギー（運動量）は

$$運動量 = (運動強度) \times (持続時間)$$

で表される．

つまり，ある運動を続けているときの単位時間のエネルギー消費量が運動強度である．種々の運動の運動強度はエネルギー代謝率（METSまたはRMR）で表される（56頁）．

過負荷の原理によりトレーニングのプログラムを作成するには，まず対象者の日常生活の活動強度を知る必要がある．これは表3-4（58頁）のように1日の生活で行う種々

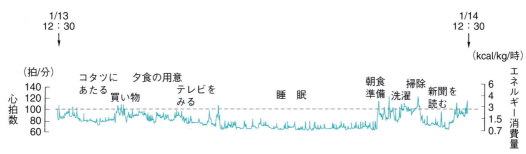

図 4-6　主婦の 1 日の心拍数とエネルギー消費量の連続記録
（年齢：38 歳，体重：55 kg，身長：158 cm，12 時 30 分から 24 時間，1983 年 1 月）
1 日の心拍数の割合（％）50 拍台：0.7，60 拍台：38.2，70 拍台：24.2，80 拍台：22.7，
　　　　　　　　　　　90 拍台：11.0，100 拍台：2.9，110 拍台：0.3．合計：100 ％
総エネルギー消費量 = 1,600 kcal
［橋本，1984 より］

表 4-1　健康づくりのための運動基準

A. 健康づくりのための最大酸素摂取量の基準値（ml/kg/分）

年　　齢	20 代	30 代	40 代	50 代	60 代
男	40	38	37	34	33
女	33	32	31	29	28

B. 健康づくりのための最大酸素摂取量の範囲（ml/kg/分）

年　　齢	20 代	30 代	40 代	50 代	60 代
男	33〜47	31〜45	30〜45	26〜45	25〜41
女	27〜38	27〜36	26〜33	26〜32	26〜30

［厚生労働省：健康づくりのための運動基準，2006 より］

の運動の METS 値と持続時間から求める方法や，ポータブル心拍数記録装置を着用することにより求められる．

　図 4-6 にみられるように，家事を行う主婦は 1 日で心拍数が 100 拍/分を超える時間はきわめて少ない．オフィスで事務作業する人も同様である．これらの人々の日常活動の平均心拍数は最大酸素摂取量（$\dot{V}O_2max$）の 40 ％以下である．したがって過負荷の原則により，このような人にとって，運動強度が 50〜60 ％ $\dot{V}O_2max$ の運動で過負荷となり，トレーニング効果が期待されることになる．

　表 4-1 に，一般的な生活をしている人の年齢別の $\dot{V}O_2max$ 値について，健康づくりのための基準値と範囲を示す．

2　特異性の原則

　トレーニングにより身体のどの器官の機能を適用により増大させるかは，トレーニン

表 4–2　10 週間の水泳トレーニングの前後に二つの異なる運動（トレッドミル走方と水泳）により測定した $\dot{V}O_2max$ 値

	水泳による測定		トレッドミル走行による測定	
	トレーニング前	トレーニング後	トレーニング前	トレーニング後
$\dot{V}O_2max$ (ml/kg/分)	46.6 → 51.8 (11 % の増加)		54.9 → 55.7 (1.5 % の増加)	

［マーゲルら，1975 より］

グ運動の種類に依存する．たとえば腕の筋肉の発生する力を増大させようとするなら，重量あげなどで腕の筋肉が大きな荷重を動かすようなトレーニング（レジスタンストレーニング）を行うのが効果的である．また，持続的な有酸素トレーニング（水泳，サイクリング，ランニング等）は，運動に関与する筋肉を発達させるばかりでなく，心肺機能も増大させる．これらの効果は $\dot{V}O_2max$ の増大として現れる．

(1) $\dot{V}O_2max$ の特異性

　有酸素トレーニングによる $\dot{V}O_2max$ の増大は，トレーニング運動と同じ運動により $\dot{V}O_2max$ を測定したときは明らかに認められても，別種の運動による $\dot{V}O_2max$ の測定ではほとんど変化が認められないことが明らかになった．表 4–2 は 15 名の被験者に 10 週間の水泳による有酸素トレーニング（持続時間 1 時間，1 週間 3 回）を行わせる前後に，二つの異なる方法（トレッドミル上の歩行運動と水泳運動）を用いて $\dot{V}O_2max$ を測定した結果である．被験者の水泳により測定した $\dot{V}O_2max$ 値はトレーニングにより著しく増大するが，トレッドミルにより測定した $\dot{V}O_2max$ 値はほとんど変化しない．

　この結果は，有酸素トレーニングによる心肺機能の増大は特定のトレーニング運動に使用される筋肉の運動と密接に関係することを示している．つまり水泳の持久力を増大させるためにトレッドミルでトレーニング運動を行っても効果がないのである．これは，筋肉の適応現象が実際にトレーニングで使用する筋肉のみに起こることによるものである．

(2) 局所変化の特異性

　トレーニングで使用する筋肉に起こる適応現象の結果，特定の筋肉の発生張力の増大や，筋肉の O_2 利用能力が増大する．この結果，特定の筋肉に分布する毛細血管の発達，好気性機構による筋肉中の ATP 産生に関与する酸素量の増大，ミトコンドリアの容積の増大などが起こる．また筋線維中の ATP，クレアチンリン酸，グリコーゲンの量も増大する（図 4–7 参照）．

3　個人差の原則

　第 3 章で説明したように，身体持久力の指標である $\dot{V}O_2max$ には著しい個人差があ

る．したがってトレーニングを効果的に行うにはトレーニングのプログラムを作成するに先立って対象者の日常生活の生活強度を知る必要がある．これについては本章ですでに説明した．

4 可逆性の原則

　一般に，トレーニングを開始してからその効果がはっきり現れるには1〜2ヵ月が必要である．トレーニングを継続することにより $\dot{V}O_2max$ や筋肉，呼吸器系，循環器系の機能が増大するが，トレーニングを中止すると，トレーニングにより増大した身体の機能はすみやかに低下していく（図4-9参照）．この過程はトレーニングの中止によりトレーニングによる適応現象が逆向きに進行することを意味する．

　したがって，トレーニングによる身体持久力の増大と健康の増進のためには，毎日欠かさずトレーニングを継続しなければならない．文字通り「継続は力なり」なのである．

C. トレーニングの効果

　これまで説明したように，トレーニングは筋肉を発達させ身体の持久力を増大させる．この持久力の増大は筋肉に O_2 を供給する呼吸器系・循環器系の機能の増大によるものである．

　ここでは，これらのトレーニングの効果を個々に詳しく説明する．

1 筋線維と骨密度

(1) 筋フィラメントの本数の増大

　トレーニングにより筋肉中の筋線維の数は変化しないが，個々の筋線維の直径が増大する（図4-7）．これはあとで詳しく説明するように，筋線維内でアクチンやミオシンなどのタンパク質の合成が盛んになり，筋フィラメントの本数が増大するためである．筋フィラメントの本数が増えることは，筋線維の発生する力（筋力）の増大を意味する．なお，筋線維の単位断面積当たり発生する力に男女による差はない．

　またトレーニング運動の種類により，筋肉の機能はその運動に適するように変化する．このしくみはあとで説明するように遺伝子が関与している．

(2) 筋線維の細胞質の組成の変化

　すでに説明したように，運動強度の大きい運動を続けると筋肉の消費エネルギーに対する O_2 供給が不足するので，嫌気性（乳酸性）機構によるエネルギー供給が動員される．このような無酸素トレーニングに適応して，筋線維内に嫌気性機構に関与する化学物質の量がある程度増大する（図4-8A）．

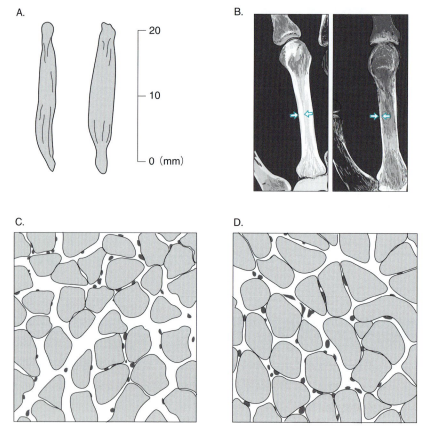

図4-7 トレーニングによる筋肉の発達
A：トレーニング前（左）とトレーニング後（右）のラットのヒラメ筋
B：トレーニングを行う健常者（左）と骨粗鬆症患者（右）の骨のX線写真
C, D：トレーニング前（C）およびトレーニング後（D）の筋肉の断面．筋線維の断面積がトレーニングにより増大する．
［マックアードルら，1991より］

　また長時間のランニングのように好気性機構がはたらく有酸素トレーニングでは，好気性エネルギー産生のさいにはたらくミトコンドリアの量の著しい増大（体積にして250％以上）とともに，ATP産生に関与する酸素活性も著しく増大する（**図4-8B**）．これらの変化が身体持久力の向上をもたらすのである．**図4-9**に有酸素トレーニング運動への適応により筋肉に起こる変化の時間経過を模式的に示す．可逆性の原則により，これらの変化はトレーニング中止によりすみやかに消失する．

(3) 骨密度の増大

　トレーニングにより筋肉が付着する骨格の骨密度が増大する（**図4-7B 左**）．これに対し，運動不足により骨密度が低下し，骨がもろくなり骨折をおこしやすい骨粗鬆症となる（**図4-7B 右**）．

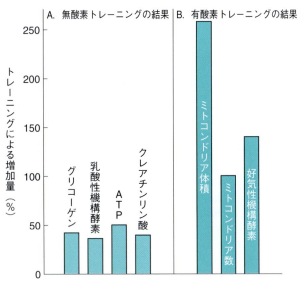

図 4-8　トレーニングによる筋線維内の化学物質濃度およびミトコンドリアの数と体積の増大

［マックアードルら，1991 より］

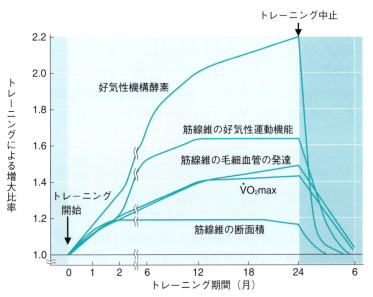

図 4-9　有酸素トレーニングによる身体機能の増大とトレーニング中止による減少

［マックアードルら，1991 より］

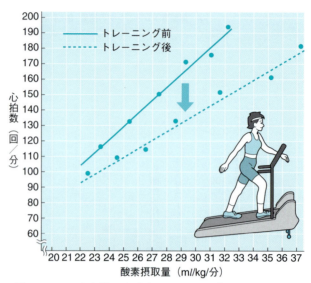

図 4-10　20 歳女性の有酸素トレーニング開始前と開始後
　　　　10 週間の心拍数と酸素摂取量の関係

［マックアードルら，1991 より］

2　心　　臓

　運動選手は大きな心臓をもち，スポーツ心臓という．これはトレーニング運動に対する適応の結果，心筋が発達することによるものである．トレーニングの結果，同じ酸素摂取量（$\dot{V}O_2$）での心拍数は低下する（図 4-10）．これは心臓の 1 回拍出量の増大によるものである．つまりトレーニングにより同じ酸素摂取量での心臓の拍動頻度は減少し，運動に対する心臓のエネルギー消費の効率が向上する．

3　肺

　第 2 章で説明したように，呼吸により肺中の肺胞にとり込まれた O_2 は血液中の赤血球に含まれるヘモグロビンに結合して全身に送られる．O_2 を肺胞中の空気から血液中のヘモグロビンに輸送する原動力は，肺胞と血液の間の O_2 分圧の差である．1 分間に肺胞から血液中のヘモグロビンに輸送される O_2 の O_2 分圧差 1 mmHg 当たりの量を肺拡散容量という．

　有酸素トレーニングにより肺拡散容量は増大する．これは主として肺毛細血管の量が増大し，肺胞と接する毛細血管の表面積が増大するためである．

4　末梢血管系

　血液中の O_2 は筋肉中に分布する毛細血管から個々の筋線維に供給される．毛細血管

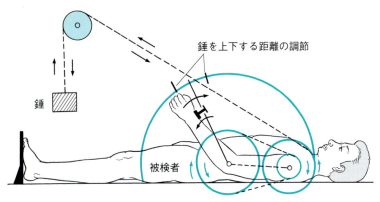

図 4-11　筋持久力トレーニングのための装置
ケルソー・ヘルブラントのエルゴグラフ．

をとりまく血管平滑筋は筋肉の収縮のさい弛緩し，その結果毛細血管の直径が増大し，筋肉への血流量が著しく増大する（42～44頁参照）．

　被験者が仰向けになって肘の関節の屈伸を一定の頻度で繰り返し錘を上下させる筋持久力トレーニング（図 4-11）により，錘を連続して上下する回転が増えるとともに，トレーニング中の前腕部への血流量が増加する．トレーニングを中止すると，作業回数と血流量はトレーニング前の値にもどってゆく（可逆性の原則，図 4-12）．一方，前腕部の安静時血流量はトレーニングによりほとんど変化しない．

5　心拍数からみたトレーニング効果

　心拍数からみると，有酸素トレーニング運動を効果的に行うために必要なトレーニング運動中の臨界心拍数（$HR\text{threshold}$）と安静時心拍数（$HR\text{rest}$）との差は，その人の最大心拍数（$HR\text{max}$）と $HR\text{rest}$ との差の 60 % 以上でなければならない．

$$HR\text{threshold} \geqq HR\text{rest} + 0.6\,(HR\text{max} - HR\text{rest})$$

心拍数がちょうど $HR\text{threshold}$ の運動強度は中程度で，正常な人が気持ちよく続けることができる．一般にトレーニング運動強度がこれより増大すれば，それだけトレーニング効果大になるが，運動強度が過大になればトレーニング運動は逆効果をもたらすことに留意しなければならない．

　図 4-13 に年齢別の最大心拍数 $HR\text{max}$ と効果的なトレーニング運動時の心拍数の下限と上限を示す．下限（$HR\text{threshold}$）は約 70 % $HR\text{max}$ である．第 3 章で説明したように $\dot{V}O_2\text{max}$ に対応する $HR\text{max}$ は 220 −（年齢）として求められる．たとえば 40 歳の人の $HR\text{max}$ は 180 回/分（220 − 40）である．したがって，トレーニングは運動中の心拍数が 126 回/分（180 × 0.7）からスタートさせるのがよい．トレーニングになれてきたなら徐々に運動強度を増加し，最終的に 162 回/分（180 × 0.9）までもっていくことができる．

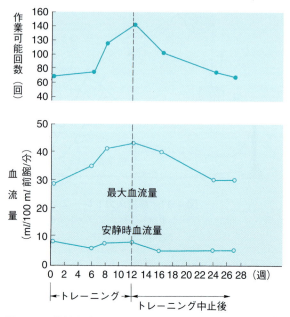

図4-12 筋持久力トレーニング（図4-11）による前腕最大血流量の変化

血液量は1分間に前腕の100 ml体積当たり流れる血液量で示す．
［猪飼・石井・中村，1965より］

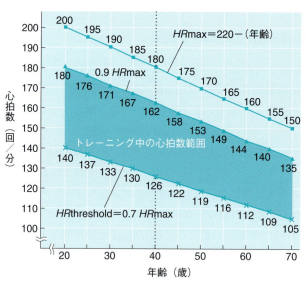

図4-13 年齢別の最大心拍数（HRmax）と，有酸素トレーニングに適した運動中の心拍数の下限（HRthreshold ≒ 0.7 HRmax）と上限（0.9 HRmax）

［マックアードルら，1991より改変］

6 肥満の解消

第1章で説明したように，肥満は生活習慣病の原因となる．エネルギー収支の立場から，有酸素トレーニングによる肥満の解消を考えてみよう．

たとえば1日おき（年間150回）に300 kcalのトレーニング運動を続ける場合を考える．運動のエネルギー源のうち脂質が占める割合は最大50 %である．脂質は1 g当たり7.3 kcalのエネルギーを発生するので，トレーニング開始後1年間の体脂質減少量は

$$300 \text{（kcal）} \times 1/2 \times 150 \div 7.3 \text{（kcal/g）} \fallingdotseq 3 \text{ kg}$$

である．

(1) 肥満の解消

運動時のエネルギー源は糖質と脂質であり，有酸素トレーニングの運動強度が0.5 $\dot{V}O_2max$ の50 %以下であると糖質と脂質がエネルギー源の約50 %ずつを占めるようになる（**図2–15**：32頁）．したがって運動強度が中程度で持続時間の長い，緩やかなランニング等が体の脂質を減らし肥満を解消するのに適している．$\dot{V}O_2max$ はトレーニングにより増大するので，さらにエネルギー消費量の大きな運動を続けることができる．

緩やかなランニングのエネルギー消費量は，体重1 kg当たり1 kmの走行で約1 kcalである．したがって体重60 kgの人が5 km走ればエネルギー消費量は300 kcalとなる．肥満した人は脂肪細胞として脂質を体内に蓄積する．脂肪細胞は，一度増加すると脂質が減少してもその数は不変で体積が減少するのみである．脂肪細胞数が身体の発育期の脂質摂取量で決まるので，肥満の防止には若年期の脂肪のとり過ぎに注意しなければならない．

(2) 動脈硬化の予防

血液中の脂質のうち，コレステロールと中性脂肪が多い状態を脂質異常症という．肥満の状態では，脂質が体脂肪として貯蔵されると同時にその血中濃度も高くなっているので，脂質異常症の前段階である．脂質はタンパク質と結合してリポタンパクという形で血液中を運ばれて代謝され，一部は身体のいろいろな器官に貯蔵され，一部はエネルギー源となる．リポタンパクはその代謝の過程で低比重リポタンパク（**LDL**）と高比重リポタンパク（**HDL**）と呼ばれる物質に変化する．動脈血管内にコレステロールが沈着して，管壁を硬化させ管腔を狭めることを動脈硬化という．LDLとHDLは，ともにコレステロールを多く含むが，LDLだけが血管壁に沈着する．HDLは血中にあるほかのコレステロールと結合し，肝臓に運ばれた後，胆汁として排出されるのでコレステロールの掃除物質といわれる．したがって，HDL/LDLの比率が高いと動脈硬化になりにくい．日常生活のうえで活動的な人はHDL/LDL比が一般に高く，非活動的な人は低い．

低強度の有酸素トレーニング（50 % $\dot{V}O_2max$ のランニングなど）を長期間持続するとHDL/LDL比が上昇する．高強度の無酸素トレーニングでは効果がない．つまり低強度の有酸素トレーニングは血液中脂質の組成を調整して動脈硬化を予防している．この

作用はトレーニング中止により消失するので，トレーニングを継続する必要がある．なお短距離走や重量あげなどの$\dot{V}O_2max$が100％に近い高強度の運動では，運動のエネルギー源が100％糖質であるため，血液中脂質代謝を刺激せずにHDLを上昇に導くことはない．

7 骨粗鬆症を予防するトレーニング

われわれの健康寿命に対する大敵に，骨粗鬆症がある．これは加齢とともに骨の外層の緻密質（cortical bone）の厚さが減少するため，骨が脆くなり，衝撃により骨折を起こしやすくなった状態をいう（図4-7B）．特に大腿骨の骨折は，車椅子生活につながる危険がある．

骨粗鬆症の予防には，骨の密度の低下を防ぐことが必要である．このためには，(1)リン酸と結合して骨を形成するカルシウムの摂取を心掛けること（第5章参照），(2)幼児からトレーニングを行うこと，が有効である．図4-14に示すように身体の骨の密度は，幼児からのトレーニングにより著しく増大する．

また，トレーニングとしては，図4-15にみられるように重量あげやランニングが，大腿骨の密度増大に有効で，水泳はこれらの運動に比べ効果が少ない．これは水中では身体に浮力がはたらき，筋肉への負荷が少ないからであろう．

D. 遺伝子によるトレーニング効果の発現

これまで説明したトレーニング効果が発現するのは，トレーニングによる生活環境の変化に対し，遺伝子（DNA）によるタンパク質合成の制御を介して，筋肉，呼吸器系，

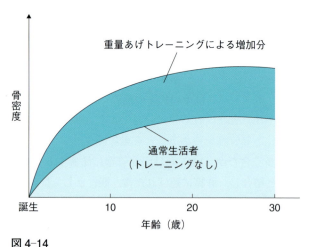

図4-14
［マックアードルら編，Exercise Physiology，第8版，Wolters Kluwer社，2015年，59頁］

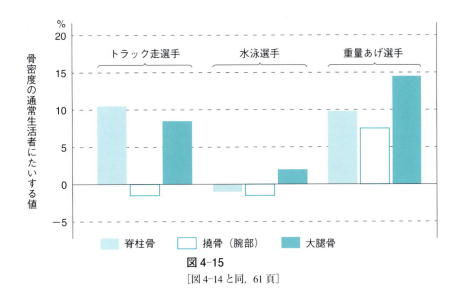

図 4-15
[図 4-14 と同，61 頁]

循環器系などの組織，器官に新しい環境への適応が起こるためである．

ここでは，もっともよく研究が行われている心臓と筋肉の収縮性タンパク質のトレーニングに対する適応のしくみについて説明する．

1　DNA の遺伝暗号の mRNA による転写

DNA（デオキシリボ核酸）は細胞の核内で遺伝情報を貯えている巨大な鎖状分子で，メンデルの法則の遺伝子に相当する物質である． 核内では 2 本の DNA 鎖が絡み合って二重らせん構造を形成している．タンパク質はアミノ酸が多数つながった巨大な分子なので，**DNA 中のタンパク質の設計図は，アミノ酸のつながる順序を指定する遺伝暗号にほかならない．個々のアミノ酸の種類は 3 個の塩基という化合物の組み合わせによって決まる．** つまり 3 種の文字による暗号と考えればよい．この暗号を**コドン**という．なお，コドンにはアミノ酸を指定するもののほかに，タンパク質の合成を開始させるスタートコドンとこれらを終わらせるストップコドンがある．

DNA 中のあるタンパク質の設計図，つまり一連のコドンは，mRNA（伝令 RNA）という鎖状分子によって写しとられる（転写される）．タンパク質の設計図を転写した RNA は核から外に出て細胞質中のリボソームという構造と結合し，ここでタンパク質の合成が起こる． リボソームのまわりには，いろいろな種類のアミノ酸と結合した tRNA（転移 RNA）という分子が群がっている（**図 4-16**）．なお以下の説明では便宜上，アミノ酸の種類を指定する 1 組の暗号を形の異なる三つの突起で表すことにする．

2　リボソームでのタンパク質合成

リボソームでのタンパク質の合成は次のような順序で行われる．

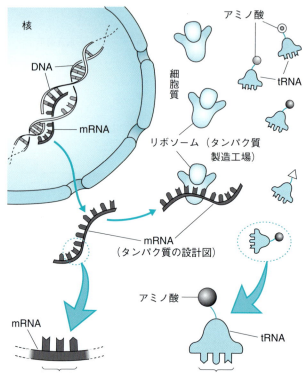

図 4–16 核内の DNA 中のタンパク質の設計図(アミノ酸の種類を指定するコドンのつらなり)の mRNA による転写と,核外に出た mRNA とリボソームとの結合

［杉　晴夫:筋肉はふしぎ,講談社,2003 より］

① まずリボソームはタンパク質の 1 番目のアミノ酸(アミノ酸 1)を指定する mRNA コドン(コドン 1)の上にあり,アミノ酸 1 と結合した tRNA のコドン(コドン 1′)がコドン 1 と結合する.この場合,コドン 1 と 1′ の突起は互いにカギとカギ穴の関係にあり,他の種類のアミノ酸と結合した tRNA のコドンはコドン 1 と結合できない(**図 4–17A**).

② 次にリボソームはタンパク質の 2 番目のアミノ酸(アミノ酸 2)を指定する mRNA のコドン 2 の上に移動し,アミノ酸 2 と結合した tRNA のコドン 2′ がコドン 2 と結合する(**図 4–17B**).このときアミノ酸 1 は tRNA から離れて,アミノ酸 2 と結合し(**図 4–17C**),アミノ酸 1 を離した tRNA は mRNA から離れる(**図 4–17D**).

③ リボソームはさらに mRNA のコドン 3 上に移動して②と同様の現象が起こる(**図 4–17E,F**).以上の 3 段階が次々と繰り返され,タンパク質のアミノ酸が 1 個増えるごとにリボソームはコドン 1 個ずつ mRNA 上を移動していき,リボソームが mRNA のストップコドンに達するとタンパク質合成は完了する(**図 4–18**).

D. 遺伝子によるトレーニング効果の発現　87

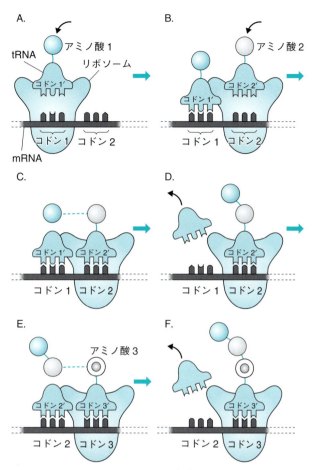

図4-17　mRNA上のコドンの指定により，tRNAが運んできたアミノ酸が次々とリボソーム中でつながってゆくしくみ

［杉　晴夫：筋肉はふしぎ，講談社，2003より］

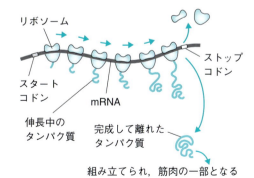

図4-18　リボソーム中でのタンパク質の合成

完成したタンパク質はリボソームから離れ，種々の組織，器官の材料として利用される．

3 遺伝子による適応過程のしくみ

トレーニングに対する適応による筋肉や呼吸器系・循環器系の機能の増大は，遺伝子によるタンパク質合成のしくみによりどのように発現するのであろうか．

(1) 筋肉の活動のシグナル

筋肉が収縮すると，筋線維内の Ca^{2+} 濃度が増大するとともに収縮のエネルギー源である ATP の分解により ADP や Pi などの代謝産物の濃度が増大する．また収縮に伴い筋線維にミクロの損傷が起こり，この結果さまざまな免疫反応物が生ずる．さらに筋線維や細胞膜に機械的な力（機械的ストレス）が加わる（図 4-19）．これらの筋肉の活動を示すシグナルが引き金となって，筋線維内にいくつもの反応が玉突きのように次々に起こり，筋肉活動のシグナルを筋線維内の核に伝えるのである．

(2) カスケード反応による信号の DNA への伝わり

図 4-19 は筋肉の運動のシグナルが核の DNA に伝えられ，トレーニングに対する適応を起こすしくみを示す模式図である．まず筋肉運動のシグナルとなる物質や変化は，筋線維内のあるタンパク質をリン酸化する酵素を活性化し，このタンパク質がリン酸化されることによって連鎖反応（カスケード反応）がスタートする．このカスケード反応は複雑で，いくつもの異なる反応経路がある．

(3) リボソームでの筋フィラメントのタンパク質合成

カスケード反応の最終生成物は c-fos というタンパク質などである．c-fos は細胞の増殖を促進する細胞増殖因子の一つで，DNA 上の筋フィラメントを構成するタンパク質（アクチンやミオシンなど）の設計図の mRNA による転写を促進する．この結果，リボソームでの筋フィラメントタンパク質の合成が盛んに行われ筋線維の直径の増大（筋線維の肥大）が起こり，筋線維の発生する力が増大する．

以上がトレーニングに対する適応現象の遺伝子レベルでのしくみである．なお，以上の説明は身体を動かす骨格筋のみならず，心臓を拍動させる心筋や呼吸器運動を起こす呼吸筋にも当てはまる．このため有酸素トレーニングにより呼吸器系・循環器系の機能が増大するのである．

4 筋肉のタンパク質のアイソフォーム

筋線維中の筋フィラメントを構成する収縮性タンパク質（アクチンとミオシン）および調節タンパク質（トロポニン，トロポミオシンなど）の DNA 上の設計図はただ一つ

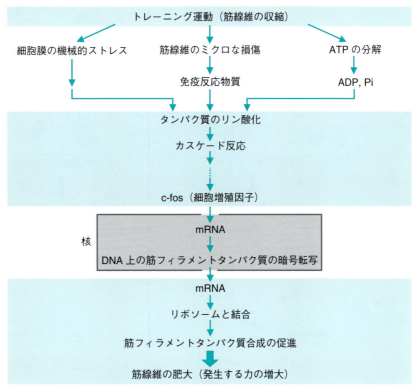

図4-19　遺伝子（DNA）によるトレーニング効果の発現のしくみ

ではなく，いくつかの異なった設計図がある．このため，これらのタンパク質にはそれぞれ構造と機能が少しずつ異なる複数のグループがあり，これらをタンパク質のアイソフォームという．

　ある一定の環境では，筋線維中のそれぞれのタンパク質のアイソフォームの組成は一定に保たれている．つまり特定のアイソフォームに対する設計図のみがmRNAによって転写され，リボソームで合成されている．

(1) トレーニングに適したアイソフォームの合成

　しかしトレーニングにより環境が変化すると，図4-19に示したしくみで筋フィラメントのタンパク質の合成が盛んになるばかりでなく，トレーニング運動のパターンに適応するためDNA上のアイソフォームの設計図はこれまでとは異なる比率でmRNAにより転写され，リボソームで合成されるようになる．この結果，筋線維は単に発達し肥大するばかりでなく，その機能がトレーニング運動に適合するように変化してゆく．

　たとえば，槍投げ選手は筋肉の瞬発力を向上させるため，マラソン選手は筋肉の持久力を増大させるためのトレーニングを行う．したがって筋肉運動のシグナルが発生する部位もシグナルの質も互いに異なる．したがって，カスケード反応の経路もこれによって活性化される転写促進因子も異なる．この結果，前者では瞬発力を向上させるアイソ

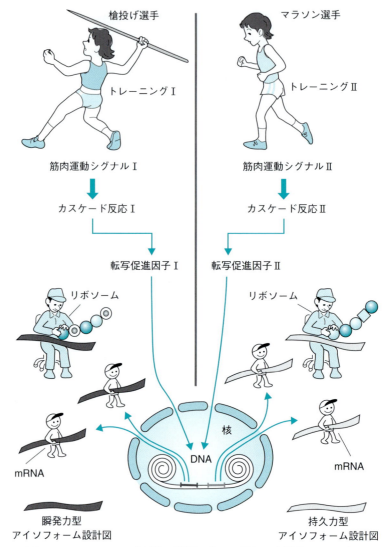

図 4-20 トレーニング運動の種類に応じて異なった機能のタンパク質のアイソフォームが合成されることを説明する模式図
ここではリボソームを mRNA の設計図にしたがって，アミノ酸をつなげてタンパク質を組み立てる職士にたとえている．
［杉　晴夫：筋肉はふしぎ，講談社，2003 より］

フォーム，後者では持久力を増大させるアイソフォームが盛んに合成されることになる（図 4-20）．

(2) ミオシンのアイソフォーム

　筋肉のタンパク質のアイソフォームは，もっぱら太い筋フィラメントを構成するミオシンについて研究されている．第 2 章で説明したように，ミオシン分子はアミノ酸がつ

ながってできた**2本の重鎖と4本の軽鎖からなる**（**図2-2A**：19頁）．これらの重鎖と軽鎖は，それぞれ構造と機能が異なる複数のアイソフォームがある．

骨格筋のミオシン分子にはこれらのアイソフォームの組み合わせにより，10種類以上のアイソフォームがある．筋線維中にはこれら種々のアイソフォームがモザイク状に入り組んでいる．この結果，筋肉全体としての機能が多様となり，スポーツの種類により異なった機能が発達するのである．

心筋のミオシン分子の重鎖は α 型と β 型の2種類，軽鎖はA型とV型の2種類のアイソフォームがある．ラットやウサギの心筋は通常の α 重鎖からなる V_1 ミオシンのみを含むが，心臓から出る大動脈をかるくしばり，心臓のポンプ作用に対する血管の抵抗を増大させて心筋に過負荷を与えると，β 重鎖からなる V_3 ミオシンにおきかえられる．V_3 ミオシンからなる心筋は V_1 ミオシンからなる心筋に比べて収縮速度は遅いが，同じ量のATPの分解エネルギーでより長く力を発生するので，心筋はミオシン分子のアイソフォームを交換して過負荷に適応することがわかる（**図4-21**）．一方，ミオシン分子の軽鎖はミオシンがアクチンと反応して発生する力の大きさを決めているらしい．

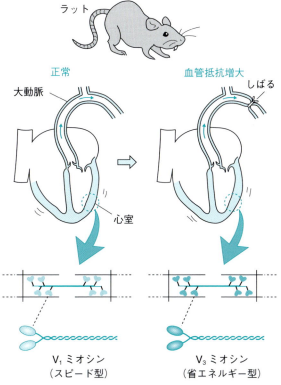

図4-21　心臓に過負荷を与えることによる心筋ミオシンアイソフォームの V_1 型から V_3 型へのおきかえ

[杉　晴夫：筋肉はふしぎ，講談社，2003より]

練習問題

(1) 無酸素トレーニングについて説明せよ．
(2) 有酸素トレーニングについて説明せよ．
(3) 酸素摂取量占有率とは何か．
(4) トレーニングの原則にはどのようなものがあるか．
(5) トレーニングによる $\dot{V}O_2max$ の増大は，トレーニング運動とは別種の運動で認められないのはなぜか．
(6) 有酸素トレーニングにより筋線維細胞質の組成はどのように変化するか．
(7) 肺拡散容量とは何か．
(8) 心拍数からみた効果的なトレーニングについて説明せよ．
(9) 肥満の解消のためのトレーニングについて説明せよ．
(10) 遺伝子によるトレーニング効果の発現について説明せよ．

5 運動と栄養

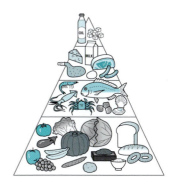

われわれは食物として体内にとりいれた栄養素を利用して身体運動などの生活活動を営む．本章では糖質，脂質，タンパク質の三大栄養素がどのような過程により生活活動に必要なエネルギーを補給するかを説明する．ビタミン，ミネラルなどの微量栄養素はこれらの過程に不可欠である．また運動時の体内の水と電解質の役割や，運動選手の使用する種々の薬物の効果についても論議する．

A. 栄養素の燃焼によるエネルギー産生

すでに第2章で説明したように，身体運動を起こす骨格筋の収縮のエネルギー源はATPが加水分解するさい発生する化学エネルギーである．つまり骨格筋をエンジンにたとえるなら，ATPはその燃料である．骨格筋が運動中，その燃料であるATPはたえず栄養素のO_2との反応，つまり燃焼により分解するさい発生するエネルギーにより合成され骨格筋に補給されねばならない．

1 栄養素によるATP産生反応

図5-1は骨格筋線維内での糖質，脂質およびタンパク質によるATP産生反応の模式図である．この反応でもっとも重要なのは糖質で，食物中の糖質は消化管で単糖類（主としてグルコース）に分解されて体内に吸収され，そのままATP産生反応に利用されるか，あるいはグルコース分子が多数つながったグリコーゲンとして肝臓や筋線維に蓄えられたのち，適時グルコースに分解されてATP産生反応に利用される．

食物中の脂質は消化管で脂肪酸とグリセロールに分解されて体内に吸収され，ATP産生反応に利用されるか，あるいは再び脂質に合成され貯蔵脂肪として体内に蓄えられる．

食物中のタンパク質は消化管でアミノ酸に分解されて体内に吸収され，主として身体組織の形成に用いられるが，一部はATP産生にも利用される．

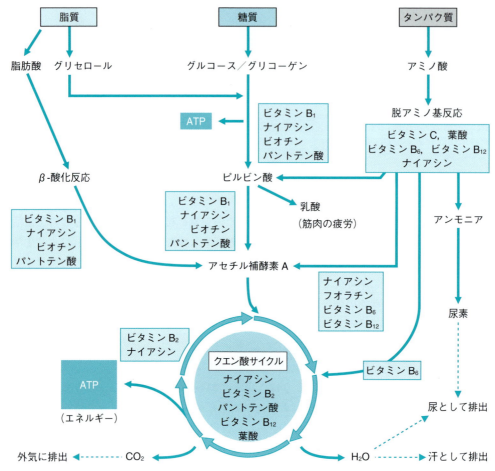

図 5-1 糖質，脂質，タンパク質によるエネルギー産生機構と水溶性ビタミンの役割
[マックアードルら，1994 より改変]

2 嫌気性機構と好気性機構

すでに第 2 章で説明したように，ATP 産生反応には O_2 を必要としない嫌気性エネルギー産生機構（乳酸性機構）と，O_2 を必要とする好気性エネルギー産生機構がある．図 5-1 に示すように，グルコースがピルビン酸に変化する反応（解糖）は嫌気性エネルギー産生機構で，グルコース 1 分子当たり正味 2 分子の ATP が産生される．O_2 がない嫌気的条件ではピルビン酸は乳酸になり，乳酸が筋線維内にたまると，筋肉は疲労し収縮が阻害されるようになる．

O_2 が存在する好気的条件では，ピルビン酸は乳酸にはならずにアセチル補酵素 A を経由してクエン酸サイクル（クレブスサイクルともいう）という化学反応サイクルにはいり，このサイクルの中で O_2 と反応，つまり燃焼し H_2O と CO_2 に分解される．このクエン酸サイクルが好気性エネルギー産生機構にほかならない．グルコース 1 分子が嫌

気性機構と好気性機構により H_2O と CO_2 に分解されると全部で 38 分子の ATP が生成される．つまり，好気性機構は嫌気性機構よりもはるかに能率よく ATP を産生する．

脂質が分解してできた脂肪酸とグリセロールは，アセチル補酵素 A を経由してクエン酸サイクルにはいり，やはり燃焼して H_2O と CO_2 に分解される．糖質と脂質が C と H のみからなるのに対して，タンパク質が分解してできたアミノ酸は N を含むが，脱アミノ基反応により C と H のみからなるクエン酸サイクル反応の中間生成物に変化したのちクエン酸サイクルにはいる（図 5-1）．このようにクエン酸サイクルは三大栄養素のすべてを利用してエネルギーを産生する．

嫌気性機構は筋線維の細胞質中で行われ，好気性機構はミトコンドリア内で行われる．第 2 章で説明したように，長時間の運動のエネルギーはもっぱらクエン酸サイクルにより補給され，たえず長時間のトレーニングを行うマラソン選手などでは，クエン酸サイクル反応を進行させる酵素の量が常人の数倍にも達する．

3 ビタミンの役割

図 5-1 に示すように，ビタミン C，ビタミン B_1，ビタミン B_2，ビタミン B_6，ビタミン B_{12}，ナイアシン，ビオチン，パントテン酸，葉酸などの水溶性ビタミンは，三大栄養素のエネルギー産生の種々の反応を酵素とともに進行させる補酵素としてはたらいている．これらのビタミン類はエネルギー産生の代謝反応に繰り返し用いられうるので，その必要量は頻繁に運動する人と運動をしない人の間で違いはない．ビタミン類はバランスのとれた食事には十分含まれているので，運動選手が運動能力を向上させるためにビタミン類をサプリメントとして特別に服用する必要はないと考えられている．

B. 運動時の栄養素の利用

三大栄養素のうち運動中にエネルギー産生に利用され，骨格筋に収縮のエネルギー源である ATP を供給するのは糖質と脂質で，これらに比べてタンパク質の利用はわずかである．好気性機構（クエン酸サイクル）による糖質と脂質の利用のおおまかな比率は運動強度によって異なることは第 2 章で説明したが，本章ではより詳しく，種々の運動強度の運動を続けているとき糖質と脂質の利用比率がいかに時間とともに変化するかを説明しよう．

1 運動開始時および激しい運動時の糖質利用

静止状態から運動を急に開始したときや，きわめて激しい運動を続けているときには，好気性機構によるエネルギー産生は骨格筋のエネルギー消費に間に合わず，嫌気性機構（クレアチンリン酸機構と乳酸性機構）により産生される ATP が骨格筋収縮のエネルギーとして用いられる．乳酸性機構で利用されるのは，筋線維中に貯蔵されている

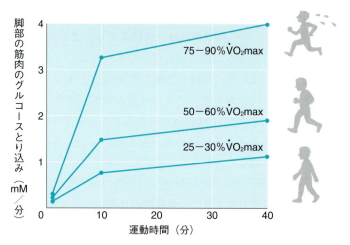

図5-2 運動（歩行あるいは走行）中の運動強度と運動持続時間に対する脚部の筋肉の血液中グルコースのとり込み

[マックアードルら，1994より改変]

グリコーゲンと，肝臓中に貯蔵されているグリコーゲンが分解して生ずる血液中のグルコースである．図5-2に示すように，種々の運動強度の歩行および走行運動中，脚部の筋肉の血液のグルコースのとり込みは，まず運動開始とともに急激に増大し，以後も増加を続ける．つまり運動開始時にまず嫌気的条件でエネルギー産生に利用されるのは糖質である．

2 中程度の運動強度の運動時の糖質と脂質の利用

中程度の運動強度の運動（30-60% $\dot{V}O_2max$）を続けるさいには，骨格筋収縮のエネルギー源は好気性機構（クエン酸サイクル）により産生されるATPである．運動開始から約20分経つと，筋線維および肝臓のグリコーゲンは筋肉の消費するエネルギーの約50%を供給するのみとなり，残りの50%のエネルギー供給は脂質の分解により行われるようになる．つまりエネルギー供給は糖質50%，脂質50%の比率で行われる（30頁）．このさい利用される脂質は，主として体内の貯蔵脂肪が分解してできる脂肪酸で，血液中のフリー脂肪酸として筋線維に供給される．脂肪酸は筋線維中でβ-酸化という化学反応によりアセチル補酵素Aとなり，クエン酸サイクルにはいりATP産生に利用される（図5-1）．図5-3は，スキーによる雪上歩行運動中の脚部の筋肉のO_2とり込みと，血液中のグルコースおよび脂肪酸のとり込みの比率を示す．時間とともに脂肪酸の利用が増大し，グルコースの利用を上まわることがわかる．

運動が長時間続くと，筋線維中の貯蔵グリコーゲンは著しく減少し，利用しうる糖質の大部分は肝臓の貯蔵グリコーゲンに由来する血液中のグルコースとなる．筋線維および肝臓中のグリコーゲンがある限度以下に減少すると，O_2が十分に供給され貯蔵脂肪

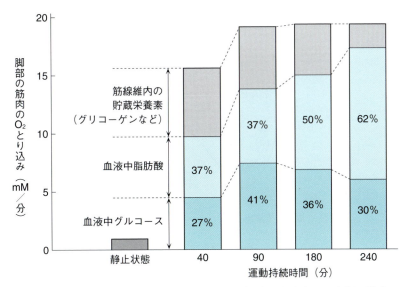

図 5-3　長期間の運動（スキーによる雪上走行）中の血液中から脚部の筋肉にとり込まれた脂肪酸とグルコースの O_2 によるクエン酸サイクル中での燃焼の比率

［マックアードルら，1994より改変］

が十分にあっても運動選手に著しい疲労感が起こる．この理由は ① 脳を含む中枢神経系のエネルギー源であるグルコースの減少が中枢神経系のはたらきの異常を起こすこと，② グリコーゲンは脂質代謝反応に必要であること，などによると考えられる．

3　タンパク質のエネルギー産生への利用

　近年の研究により，糖質の貯蔵を減少させた状態で長時間運動を続けると，汗に含まれる尿素の濃度が著しく増大することがわかった．この尿素はタンパク質を構成するアミノ酸の脱アミノ基反応（図 5-1）によって生ずるもので，糖質の不足した状態ではタンパク質が好気性エネルギー産生機構に利用されることを示している．つまり糖質が不足すると，骨格筋は自身のタンパク質をエネルギー産生に利用することになる．したがって，運動選手は骨格筋のタンパク質の減少を防ぐため，十分な糖質を食物として摂取しなければならない．筋肉のサイズを大きくしなければならない重量あげ選手が，ランニングなど糖質の不足をまねく持続的運動を避けるのはこのためである．

4　アラニン-グルコースサイクル

　筋線維中のアミノ酸はグルタミン酸を経由してアラニンになる．アラニンは運動中の骨格筋から血液中に出て肝臓で脱アミノ反応によりグルコースに変化し，血液により骨格筋に運ばれてエネルギー産生に利用される．このアラニン-グルコースサイクルによ

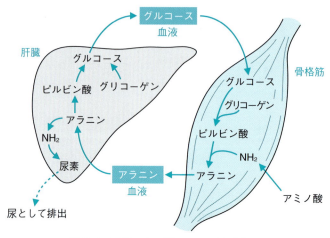

図 5-4　アラニン–グルコースサイクル

るエネルギー産生は，最大で運動時の消費エネルギーの 10〜15% をまかなう（図 5-4）．

5　栄養素の相互変換

三大栄養素は化学変化により互いに他の栄養素に変換される．体内でよく起こるのは以下の反応である．

　　　　糖質→脂質，アミノ酸
　　　　脂質→アミノ酸
　　　　タンパク質→糖質，脂質

極地にすむエスキモーは海獣のタンパク質と脂質のみで生活しているので，これらの栄養素は適時糖質に変換されていると考えられる．白人が長期間エスキモーと生活をともにすると，栄養素の偏りにより重態におちいることがある．

C. ミネラルと運動

われわれの体には約 30 種類の元素が含まれるが，そのうち炭素（C），水素（H），酸素（O），窒素（N）は体の構成成分であり，その他の元素をミネラル（無機質）といい，身体の機能維持に必要である．ここでは身体運動に関係に深いものについて説明する．

1　カルシウム（Ca）と骨粗鬆症

Ca は体にもっとも多量に存在するミネラルで，リン（P）と結合して骨と歯を形成する．また水溶液中のイオン（Ca^{2+}）として ① 筋肉の収縮の制御，② シナプスでの電

気信号の伝達，③ 酵素の活性化，④ 血液凝固などに重要なはたらきをしている．

身体の Ca の 99% は骨に含まれる．Ca 摂取量が少ないと，骨の Ca が体液に溶け出て Ca の不足を補う．このような Ca 摂取不足が続くと，骨の Ca 含有量が不足するので骨組織に多数の孔ができ，もろくなる．この結果，骨の全体としての密度（骨密度）が減少する（第 4 章参照）．これが骨粗鬆症である．骨粗鬆症は女性に多く，65 歳以上の女性の 20% 以上が突然骨折する．大腿骨の骨折は車椅子生活につながりやすいので，健康寿命の大敵である．

骨粗鬆症の予防には Ca を多く含む食物（ミルク，チーズ，暗緑色の野菜，豆類など）をとること，中程度の運動強度の運動（歩行，ランニング）を行うことが有効である．筋肉の力が骨に加えられることが，骨の Ca とり込みを増大させるためと考えられる．

2 ナトリウム（Na），カリウム（K）および塩素（Cl）

Na，K および Cl は体内に溶けたイオンとして存在するので電解質と総称される．Na と Cl は血液の血漿と体液の主成分で，K は細胞内液の主成分である．また Na と K は細胞膜内外の電位差（膜電位）を作り出し，神経線維，筋線維の活動電位発生と筋肉の収縮，さらに体の種々の機能の維持に不可欠である．

Na と Cl は運動時に汗とともに体外に排泄されるので，運動選手はトレーニング中食塩を多くとる必要がある．

3 鉄（Fe）

体内の Fe の 50% は赤血球中の血色素ヘモグロビンに含まれ，体内の好気性エネルギー産生反応（クエン酸サイクル，図 5-1）に不可欠な O_2 と CO_2 の運搬（32 頁）を行う．Fe はまた筋肉中のヘモグロビンと似た構造をもつミオグロビンに含まれ，筋肉中の O_2 の貯蔵を行う．激しい運動時の酸素負債（37 頁）の一部は，このミオグロビンの貯蔵する O_2 でまかなわれる．さらに Fe はクエン酸サイクル中で電子の伝達を行う酵素チトクロームにも含まれている．つまり Fe は栄養素を燃焼させてエネルギーを産生するしくみの中心的役割を果たしているのである．

Fe の不足は血液中のヘモグロビンを減少させ貧血症を引き起こし，食欲減退，運動持続力の著しい低下をきたすので，Fe の十分な摂取を心がけねばならない．Fe は卵，赤み肉，豆類，穀類，緑色野菜などに多く含まれている．

4 その他のミネラル

その他の体の代謝反応に必要なミネラルはマグネシウム（Mg），マンガン（Mn），コバルト（Co），銅（Cu），亜鉛（Zn），ヨウ素（I）などで，これらは種々の酵素，ホルモンの成分として身体機能の維持に必要である．また硫黄（S）はタンパク質の活性反

応部分の成分である．

D. 活性酸素と運動

運動の健康を増進する効果はよく知られているが，近年運動の有害な副次効果が知られるようになった．これはミトコンドリアにおける好気性エネルギー産生反応に伴って発生する活性酸素である．

1 活性酸素とは

好気性エネルギー産生機構であるクエン酸サイクル（図 5-1）は呼吸鎖と呼ばれるチトクロームによる電子伝達反応と結びついており，糖質と脂質は H_2O と CO_2 に分解される．このさい反応の最終段階で 4 個の H^+ と O_2 から H_2O が形成されるが，一部の O_2 は反応性に富む活性酸素（O_2^-）となる．この活性酸素は細胞膜，核酸，タンパク質などと反応してこれらを損傷する．

2 活性酸素の発生による害

活性酵素の発生による害はクエン酸サイクルと呼吸鎖による多量のエネルギー供給を必要とする激しい運動により起こりやすい．活性酸素の作用はビタミン E，ビタミン C，セレン（Se），補酵素 Q10，β-カロテンなどの抗酸化物質により除去される．麦芽油は高濃度のビタミン E を含み，運動選手に抗酸化剤として用いられる．ビタミン E を不足させた実験動物は正常な動物よりも運動で疲労しやすい．

E. 運動選手と栄養

本章のおわりに，本書を学ぶ学生諸君が関心をもつ運動選手の栄養について説明する．運動選手に対する栄養指導の目的は，競技会に向けて身体と精神のコンディションを整えることであり，競技会のあとは運動により消耗した体力をすみやかに回復させ次の機会に備えることである．

1 運動選手の食事

運動選手がトレーニングの効果や試合でのパフォーマンスを十分発揮するためには，よい栄養状態を保つことが，精神面での充実とともに不可欠である．一般の日本人を対象としてその栄養摂取に対するガイドライン「日本人の食事摂取基準（2015 年版）」（厚生労働省策定）が発表されている．その中で，エネルギーとなる栄養素は炭水化物（糖質と同じ意味），脂質，タンパク質であり，脂質やタンパク質の適正な摂取量を考慮し，

エネルギー比率が炭水化物 50〜65 %，脂質 20〜30 %，タンパク質 13〜20 % となるようにすすめている（この比率だと，2,500 kcal/日消費の場合，炭水化物 300〜450 mg/日，タンパク質 60〜150 g/日，脂質 40〜75 g/日．また，タンパク質の摂取基準として 0.93 g/kg 体重/日という値も示されている）．また，ミネラルやビタミン類の摂取推奨量も示されているが，それらはいろいろな食品を摂取することにより満たされるべきである．運動選手もこの基準に沿った食事，すなわち栄養バランスのよい食事とることが基本である．

なお，上記の炭水化物と脂質の摂取量を逆転させ，脂質を炭水化物より多く摂取させると，トレーニングによる持久力の増大効果は著しく減少する．

運動選手は身体活動の増加によって一般の人に比べてエネルギー消費量が多いので，それを満たすため食事量を増やす必要がある（表 5–1）．トレーニング期の運動選手は普通の人の 1.5〜1.8 倍（3,000〜4,500 kcal/日）のエネルギーを消費する（女子選手の場合おおよそこの消費エネルギーの 8 割）．消費エネルギー増大に応じて炭水化物，脂質，タンパク質の摂取量を上記の比率を保ったまま増加させるとよい．エネルギー消費量の増大の程度は，運動種目やトレーニングの内容によって異なることはいうまでもない．

筋肉量の増加を期待してタンパク質をとくに多くとる場合もみられるが，このエネルギー比率を保ったままでのタンパク質の摂取量の増加で十分であると考えられている．タンパク質や脂質を特別に多くとることより炭水化物の摂取量が減ると，より直接的なエネルギー源であるグリコーゲンが枯渇し，そのためタンパク質の分解が増大し（エネルギーのタンパク節約作用の破綻），かえって筋肉量が減る可能性があるので注意を要する．

ビタミン，ミネラルの摂取に関しては，エネルギーが多くなるとそれらの摂取量も自然に多くなるので，栄養バランスのよい食事をする限り運動選手だからといってサプリメントなどを使って特別に多く摂取する必要はないと考えられている．

表 5–1　トレーニング期における 1 日当たりのエネルギー消費量別スポーツ種目

消費熱量（kcal/日）	スポーツ種目
2,500〜3,000	体操，卓球，バドミントン，水泳飛込み，フェンシング，アーチェリー，スキージャンプ，ヨット，馬術，射撃
3,000〜3,500	陸上（短・中距離走，跳躍），野球，テニス，バレーボール，ボクシング（軽・中量級）
3,500〜4,000	サッカー，ホッケー，バスケットボール，陸上（長距離），剣道
4,000〜4,500	陸上（マラソン，投てき），水泳，ラグビー，アメリカンフットボール，自転車ロード，レスリング（軽量級），ボクシング（重量級）
4,500〜5,000	ボート，スキー，レスリング（中・重量級），柔道（重量級），相撲

［長嶺，1979 より］
注）女子選手の消費エネルギーはおおよそ 2,500〜3,500 kcal の範囲にある．
［日本体育協会（監修），小林修平（編）：アスリートのための栄養・食事ガイド第 3 版，第一出版，2014］

2 トレーニング時の栄養補給

すでに述べたように，激しいトレーニングにより筋肉や肝のグリコーゲン貯蔵量は低下し，疲労困憊状態となる．糖質の摂取により筋肉のグリコーゲン量を回復させるには24時間はかかると考えられている（図5-5）．十分回復していない状態では短い時間で再び疲労する．グリコーゲン貯蔵量が低下すると肝での糖新生（グルコース合成）が盛んになる．この糖新生の原料としてのアミノ酸を供給するため，筋タンパクの分解も進む（エネルギーのタンパク節約作用の破綻）ので，グリコーゲンの枯渇は運動選手にとって好ましくない．

枯渇したグリコーゲン貯蔵量を回復させるためには糖質を摂取しなければならない．糖質を摂取後のグリコーゲンの合成速度は，トレーニング直後には通常の数倍も高くなることが知られている．このことから考え，1日のトレーニング終了後20～40分ぐらいで食事をとることが望ましい．それが困難な場合は糖質を多く含む食品（たとえばカステラやバナナなど）をトレーニング終了後に摂取してもよい．

長時間のトレーニングや試合では，運動の途中で消化吸収のすみやかな砂糖などを中心とした糖分を補給することが行われる．これにより血糖値の低下による運動の持久力の低下を防ぐことができる．この糖分は水分電解質を補給する飲み物に混ぜて摂取することが多い．

運動選手には一般に休養期（シーズンオフ）がある．また，けがなどで休養を余儀なくされる場合もある．この時期にはトレーニング期や試合期などに比べ，エネルギー消費量が減少するので摂取エネルギーも減らす必要がある．ただし，運動選手は一般に筋肉量も多くそのため基礎代謝も高い場合が多いので，同じ活動状況の普通の人のレベル

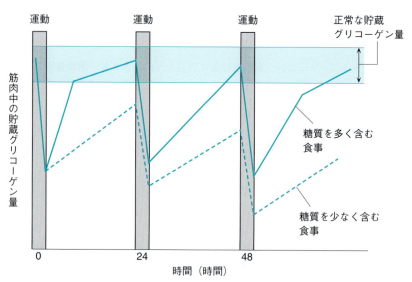

図5-5 運動後の筋貯蔵グリコーゲン量の回復に及ぼす食事の影響
［小林修平（監）スポーツ指導者のためのスポーツ栄養学，南江堂，東京，p74，1992］

まで減らす必要はないことが多い．

3 競技当日の食事と栄養補給

試合開始前は，試合でのパフォーマンスを最高にする栄養補給を行う．求められる食事の役割は，まず筋肉のエネルギー源としての筋グリコーゲンを貯えること，血糖値を維持するための肝グリコーゲンを貯えることである．胃に長く留まるものや，消化に時間のかかる食事，すなわち塩分の濃いものや脂肪分の多いものは避け，糖質中心の食事にする．

消化吸収が十分進み胃や腸に食物を残すことなく，また空腹感もないよう試合開始3～4時間前には食事を終えるようにする．この間に食後上昇した血中グルコースやインスリンのレベルは正常に戻る．食事をとると，食事誘発性熱産生による体温上昇が起こりパフォーマンスによい影響があることも考えられる．さらに試合開始直前（15～30分前）に10～20ｇ程度の糖質（砂糖やグルコース）を摂取することもすすめられている．

4 筋肉中のグリコーゲン量を増大させる糖質ローディング法

図5-1にみられるように，糖質の利用は身体のエネルギー産生機構でもっとも重要であり，$\dot{V}O_2max$で表される身体持久力は筋肉中のグリコーゲン貯蔵量に大きく依存している．激しい運動により減少した筋肉中のグリコーゲン量の回復は，糖質を多く含む食物をとったときのほうが，糖質の少ない食物をとったときに比べて著しい（図5-5）．

a. 古典的糖質ローディング法

競技会直前に筋肉中のグリコーゲン量をできるだけ増大させるため，いろいろな試みが行われている．糖質ローディングとは，まず激しい運動で筋肉と肝臓中のグリコーゲン量を著しく減少させ，次いで低糖質の食事を与えて貯蔵グリコーゲン量をさらに減少させ，最後の段階で高糖質の食事にきりかえるもので，この方法で筋肉中のグリコーゲン量が正常の値の約2倍に増大する．

しかしこのような人為的な食事が運動選手の精神的ストレスを起こす可能性があり，またこのローディングの途中で極端にグリコーゲン貯蔵量が低下することが運動機能に悪影響を与えることも考えられる．さらに運動の直前に大量の糖質を摂取すると，インスリンの分泌が増大し，血液中のグルコースと遊離脂肪酸のバランスが崩れ，運動機能に悪影響を及ぼす可能性がある．以上説明した方法を「古典的」糖質ローディングという．

b. 新しい糖質ローディング法

新しい糖質ローディング法はよりマイルドな方法で筋肉中のグリコーゲン量を増大させる．図5-6に示すように，まず競技当日の6日前に1.5時間の有酸素運動を行い，次

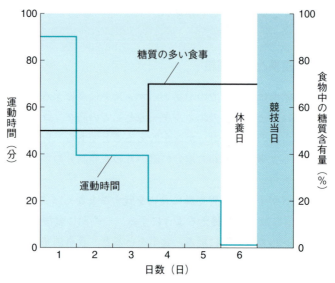

図5-6　骨格筋中の貯蔵グリコーゲン量を増大させる運動と食事のプログラム

いで運動の持続時間を3段階に分けて減らしてゆき，競技の前日には休息をとる．一方，最初の3日間は食物のカロリーの50％が糖質，次の3日間は70％が糖質の食事をとらせる．この方法でも競技当日の筋肉中のグリコーゲン量は古典的方法と同じ程度に増大する．

5　運動時の水分と電解質の補給

運動により体温が上昇する．運動による過度の体温上昇を防ぐため発汗が起こり，水分の皮膚からの蒸発により体熱を吸収する．しかし炎天下などで運動を続けると，体の体温調節機構がはたらかなくなり，熱中症となり循環系の機能が損なわれ生命が危険にさらされる．中程度の量の発汗でも，体重の2％の水分が失われると，身体の血液量が減少する結果循環機能が損なわれ，さらに運動機能と体温調節機能も低下してゆく．

運動中に水分を補給する第一の目的は，血漿の体積を維持し，循環と発汗のはたらきを最適状態に維持することである．運動開始の10〜20分前に，400〜600 ml の冷たい水を飲むことは，運動中の脱水を遅らせ，体温調節機構を維持するのに有効である．しかしこれは運動中の水分摂取を不要にするものではない．

摂取した水分が小腸で吸収されるには，まず胃の中の水分が小腸に移動して空にならねばならない．冷たい（10℃）水は体温の水よりも早く胃から出てゆく．理想的には，運動中15分ごとに250 ml の水分をとることが望ましい．

汗は約 60 mM の NaCl を含むが，この濃度は体液の NaCl 濃度（140 mM）より薄い．したがって，発汗により体液の NaCl 濃度は濃くなり，体液の浸透圧が上昇する．この

体液の浸透圧上昇は脳で感知され，のどの渇きの感覚を起こし水分をとる行動を促す．発汗で失われた水分を補給するには，汗に含まれる NaCl を考慮して水に 30〜40 mM の NaCl を加えるのがよい．さらにこれに糖分を加えれば，運動で消費した糖質の補給も行える．

6 運動選手とサプリメント

トレーニングによる適応や筋力，持久力，疲労からの回復力を高める目的でさまざまなサプリメントが使用されている．しかし，バランスのよい栄養摂取，すなわち「日本人の食事摂取基準」に沿って，糖質/タンパク質/脂質の比に注意して必要エネルギーをとり，ミネラルやビタミンの必要量を多種類の食品摂取により満たすことが基本である．当初から不足している場合（普通そのようなことはない）を除いて，栄養剤などを用いてビタミンやミネラル等の補給をすることにより運動能力が改善されることが明確に示されたことはほとんどない．サプリメント摂取のもう一つの要素は心理的なもので，プラセボ効果と呼ばれる．

a. ビタミン・ミネラル

ビタミン様の作用をもつ物質である補酵素 Q10 なども含めて，サプリメントとして摂取したときに運動能力を高めることがはっきりしているビタミンやミネラルは知られていない．ただし，抗酸化活性のある β-カロテン，ビタミン C，ビタミン E をサプリメントとして摂取することは，運動に伴う酸化障害を防ぐのに少し効果があるかもしれない．

ビタミンやミネラルは必要な栄養素であるが，むやみに多くとると健康によくない場合もあるので気をつけなければならない．日本人の食事摂取基準には栄養素によっては上限値（それ以上とると健康障害を起こす可能性がある）が示されている．

最近，カルシウムをサプリメントから摂取すると心臓発作の危険が増大することが報告された．したがってカルシウムは食品から摂取すべきである．またこれと同時にビタミン D の摂取を心掛けることが，心臓血管病の予防につながる．

b. カフェイン

運動を行う前にカフェインを摂取すると，その後数時間にわたって，有酸素運動時に脂肪組織からの脂肪酸の遊離が高まり，筋肉での糖質に対しての脂質の利用割合が高まる．そのため筋肉グリコーゲン貯蔵量の低下が防がれるので，持久力などの運動能力がわずかながら増強される．この効果は 300 mg 程度のカフェイン量（コーヒー 2，3 杯に含まれる量に相当）でもみられる．さらにカフェインはよく知られているように中枢神経を興奮させる作用があるため，運動時の疲労感を減少させやる気を高める．少し多い量のカフェインが必要かも知れないが，筋肉収縮の効率を高める作用があることも知られている．

カフェインはお茶，コーヒー，チョコレートなどのほか，いわゆるドリンク剤や市販の風邪薬などにもかなりの量が含まれている．

c. アルカリ食品

体液をアルカリ化する食品成分は，無酸素運動による乳酸産生に伴うpH低下を軽減することによりパフォーマンスを高める．800 m走（無酸素運動の割合が高い）などの前に，重層（炭酸水素ナトリウム）やクエン酸塩（レモンに多く含まれる）をとるとよいが，あまり多くとると腹痛などを起こす場合があり，また体液のpHが正常値の7.4からアルカリ性に変化するアルカローシスになり危険でもある．

d. ドーピング

運動能力を向上させるために薬物を使用することを，ドーピングという．「公平な競争を妨げる」ことによりスポーツの価値観や存在意義を破壊するのみならず，使用により著しく健康を損ねる可能性がある．たとえば，男性ホルモンのテストステロンあるいは関連したステロイド化合物（アナボリックステロイドなど）が筋肉増強剤として使用されてきた．男性ホルモン受容体を活性化することにより筋肉量，したがって筋力が増すので，瞬発力を必要とする運動能力を高めるが，持久力を高めることはない．さまざまな副作用（男性生殖機能の低下など）が知られており，ネズミの実験では寿命を短くすることも報告されている．

現在では，世界アンチ・ドーピング機構（World Anti-Doping Agency；WADA）が中心となり，アンチ・ドーピング活動が行われている．毎年，禁止物質の一覧表が公表されており，それに従うことが求められている．

7 オーバートレーニングによる慢性疾患の防止

トレーニング後の身体の修復が不十分なうち，さらにトレーニングを重ねると，オーバートレーニング状態となり，筋肉を含む体内のグリコーゲン，アミノ酸などの含量が低下する．この結果，運動機能が低下し，トレーニング効果が低下するため精神的ストレス，自律神経系の失調による慢性疾患におちいる．

このオーバートレーニングを防止するには以下の方法で糖質を十分摂取する必要がある．

① トレーニングの1〜4時間前に糖質（体重1 kg当たり約1 g）を消化吸収しやすい飲料として摂取する．
② トレーニング直後およびトレーニング後1時間ごとに4回，糖質を消化吸収しやすい飲料または食物として（体重1 kgあたり0.35〜1 g）摂取する．
③ 毎回の食事でも，糖質を含む飲料またはサプリメントを摂取する．

以上の方法により，身体のグリコーゲン量を高いレベルに保ち，オーバートレーニングを防止する．

8 フードガイド

　健康の維持に必要な，栄養のバランスのとれた食事の例をわかりやすく図示したフードガイドが世界各国で出版されている．図5-7 はこのフードガイドの日本版である．これは食事を回転するコマ（円錐）として描かれ，上から順に主食，副菜，主菜，牛乳と乳製品，果物の五品目の層からなる．上の層ほど摂取量を多くしなければならない．このコマの回転軸は生命の維持に不可欠な水分であり，コマの回転は身体運動によるものである．また食事を楽しく行うための嗜好飲料は，コマに回転を与えるヒモで表されている．

　これらコマの構成要素（食物）と，コマを回転させる要素のバランスがくずれればコマは倒れ，健康が損なわれる．

　なお，食品のカロリー計算については栄養学の教科書を参照していただきたい．このカロリー計算の問題点は，個々の食品のカロリーと実際に身体に消化吸収される食品のカロリーが必ずしも一致しないことである．精神的ストレス状態で食事をしても，食品の含む栄養素は部分的にしか身体に消化吸収されないのは自明であろう．

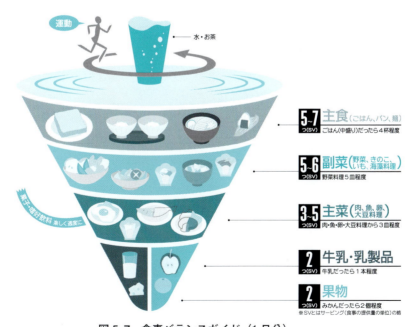

図5-7　食事バランスガイド（1日分）
［厚生労働省，農林水産省：食事バランスガイド］

練習問題

（1） 糖質，脂質，タンパク質のエネルギー産生における役割を説明せよ．
（2） エネルギー産生反応に必要なビタミンにはどのようなものがあるか．
（3） 中程度の運動強度の運動中，糖質と脂質の利用の比率はどのように変化するか．
（4） アラニン―グルコースサイクルについて説明せよ．
（5） 骨粗鬆症について説明せよ．
（6） 体内の鉄（Fe）のはたらきを説明せよ．
（7） 活性酸素とこれを除去する物質について説明せよ．
（8） 筋線維中の糖質を増大させる糖質ローディング法とはどのようなものか．
（9） 運動時の水分と電解質補給の必要な理由について説明せよ．
（10） オーバートレーニングの防止法について説明せよ．

6 運動処方と運動負荷検査の実際

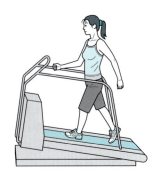

　これまで各章で繰り返し説明してきたように，運動すなわちトレーニングは**身体的体力の増進**，**健康の維持**，余分なエネルギーの消費による**肥満と生活習慣病の予防と治療**，さらには**ストレス解消**など精神の健康のためにも有効である．

　本章で説明する**運動処方とは，病人に対して医師が行う薬の処方と本質的に同じものである**．つまり，各個人の状態に応じて効果が最大であり，しかも安全な運動の種目，量などを決めることである．したがって，**運動処方は医師と栄養士の協力の下に行われなければならない**．運動処方の対象はあらゆる年齢の人々を含むが，本書では生活習慣病の予防，治療などと関連して主に成人を対象者として説明する．

A. 運動処方作成の手順

　人はそれぞれ異なった**身体的条件**（年齢，性別，体力，健康状態，栄養状態，既往症など）や，運動歴，運動習慣，および**社会的条件**（職業，利用できる時間，施設）をもっている．これらのすべてを把握し，**各個人に最適な運動処方**を考えることが必要である．また病気の治療を目的とする場合は，その病態に適した運動をすることが必要である．

1 基礎調査

　まず対象者の**身体的条件**［年齢，性別，身長，体重，健康状態，病歴，運動歴，現在の運動習慣，1日の総エネルギー消費量（計算例は 58 頁），食事習慣，1日の摂取エネルギー量など］，社会的条件（職業，運動の可能な場所と時間など），および運動の目的をたずね把握する．

2 医学的検査（スクリーニング検査）

　次に対象者の**安静時における身体機能**を調べ，次の段階である**運動負荷検査を行ってもよいか否かを判断する**．最低限必要と考えられる検査項目を**表 6-1** に示す．

表 6-1　最低限必要な医学的検査

検査の種類と項目
Ⅰ．身体の形態検査——身長，体重，胸囲，皮下脂肪厚（上腕背部，肩甲骨下部）
Ⅱ．呼吸器系機能検査——肺活量
Ⅲ．循環器系機能検査——心電図，心拍数，血圧
Ⅳ．血液検査——ヘモグロビン，赤血球数，白血球数，GOT，GPT，γ-GTP，アルカリホスファターゼ，総タンパク質，総コレステロール，中性脂肪，血糖，尿酸
Ⅴ．尿検査——pH，糖，タンパク質，潜血

　GOT（グルタミン酸オキサロ酢酸トランスアミナーゼ）：心臓や肝臓に多く含まれる酵素であり，血清 GOT 活性値は心筋梗塞，肝炎などの診断に利用される．
　GPT（グルタミン酸ピルビン酸トランスアミナーゼ）：肝臓にとくに多く含まれる酵素であり，血清 GPT 活性値は肝疾患の診断に利用される．
　γ-GTP（γ-グルタミルトランスペプチダーゼ）：腎臓，膵臓，肝臓などに多く含まれる酵素であり，血清 γ-GTP 活性値はアルコール中毒の診断などに利用される．
　アルカリホスファターゼ：骨，副腎，肝臓などに多く含まれる酵素であり，血清アルカリホスファターゼ活性値は黄疸や肝疾患，骨腫瘍，くる病，副甲状腺機能亢進症などの診断に利用される．
［厚生省，1986］

　これらの医学的検査で異常があった場合には，さらに精密検査が必要となる．

3 運動負荷検査

　上記の医学的検査で異常がない場合，および精密検査の結果運動してもよいと考えられる場合，第三段階の運動負荷検査に進む．この検査により対象者の運動能力の限界を判定する．また運動時にのみに認められるような身体の異常（潜在的疾患）が発見される場合もあり，運動処方を安全に行うためにも重要である．

a. 運動負荷時の検査項目

　呼吸器系および循環器系の運動時の機能つまり有酸素的運動能力を検査する．測定項目は ① 酸素摂取量 $\dot{V}O_2$，② 血圧，③ 心電図と心拍数，④ 主観的運動強度（きつい，楽である，など被検者の自覚による運動強度）である．これらの測定の実際については 113〜114 頁で説明する．

b. 運動負荷の種類

　上記の検査項目からみて，身体の移動が少ない条件が望ましい．トレッドミル（被検者が速度と勾配可変のベルトコンベアー上を歩行または走行する）（図 6-1A），自転車エルゴメーター（ペダルの負荷可変の固定式自転車）（図 6-1B），および踏台昇降（ステップテスト）（図 6-1C）が主として用いられる．

A. トレッドミル　　B. 自転車エルゴメーター　　C. 踏台昇降

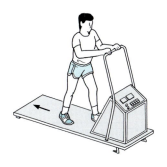
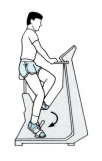
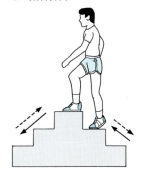

図6-1　運動負荷の種類

表6-2　体力（運動能力）の要因と検査項目

要因	要因の説明	検査項目
筋　　力	筋肉が力を発生する能力	握力，背筋力
瞬　発　力	瞬間的に強い力を出す能力	垂直跳び，立幅跳び
筋持久力	激しい運動を続ける能力	懸垂腕屈伸，上体起こし
全身持久力	激しい身体運動を続ける能力	踏み台昇降，5分間走・急歩，$\dot{V}O_2max$
敏　捷　性	身体をすばやく動かす能力	反復横跳び
平　衡　性	身体の平衡を保つ能力	閉眼片足立ち
巧　緻　性	身体を巧みに動かす能力	連続さか上がり，ジグザグドリブル
柔　軟　性	身体を柔軟に動かす能力	伏臥上体そらし，立位体前屈

［河盛隆造ら：新版 糖尿病運動療法のてびき，医歯薬出版，2001より改変］

c. 運動負荷検査の手順

まず検査当日の身体に異常のないことを確認する．次いで測定装置を身体に取りつけるが，このさい検査の内容をよく説明し，被検者を納得させ安心させる．この状態で心電図，血圧に異常がないことを確認し，1～2分の軽い準備運動を行ったのち本検査を開始する．実際の判定については113～114頁で説明する．

4　体力検査

運動負荷検査で異常がみられなければ，体力検査を行う．体力（運動能力）の要因とそれらに対応する検査項目を表6-2に示す．体力検査の実際については次のB節で説明する．

5　運動処方の決定

これまで述べたA①～④の各段階の調査および検査で得られたデータをもとにして，

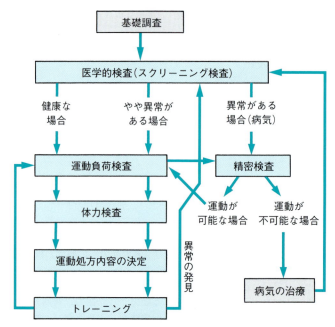

図6-2 運動処方の手順の模式図

運動処方の内容を決定し，トレーニングを開始する．これらについてはあとのC節で詳しく説明する．なお，トレーニングをある期間続けたところで，再び運動負荷検査を行ってその効果を確認する．また，トレーニング中に異常が起これば再び医学的検査を行って，トレーニングを続けるか否か，あるいは運動処方を変更するか否かを判定する．

以上説明してきた運動処方の手順を図6-2に模式的に示す．

B. 運動負荷検査と体力検査の実際

運動処方は，運動負荷検査による対象者の呼吸器系・循環器系の能力をもとに決定される．また体力検査による対象者の体力，運動能力も参考にされる．ここではまず運動負荷検査の実際と，これを安全に行うための注意事項について説明する．

1 運動負荷の方法

運動負荷の与え方は，図6-3に示すように一定の強度の運動を一定時間与える一定負荷法（A）と，軽い強度の運動から強い強度の運動へ一定の時間ごとに段階的に運動強度を増加してゆく漸増的負荷法（B）とがあるが，一般に後者が用いられる．漸増的負荷法では，各段階の負荷の持続を3～4分間として30分前後で終了させる．

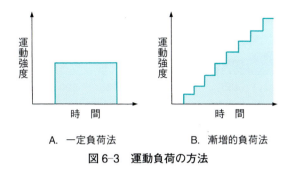

図6-3 運動負荷の方法

2 運動負荷時の測定項目

運動負荷の各段階の1分間に呼吸・循環器系の機能を検査する．理想的には，① 酸素摂取量 $\dot{V}O_2$，② 血圧，③ 心電図と心拍数，④ 主観的運動強度（きつい，楽である，など運動時の主観）を測定することが望ましい．このほかに採血して血液中の乳酸や血糖などを測定することもある．

正常な人では，酸素摂取量 $\dot{V}O_2$，心拍数，血圧および主観的運動強度は通常運動強度が増すにつれて漸次増大し，あるところで最大に達する．これらの測定によって各人の運動能力および相対的運動強度を把握することができる．

(1) 最大酸素摂取量（$\dot{V}O_2$max）

第3章（61頁）で説明したように，$\dot{V}O_2$max は被検者の運動能力の指標となる．運動能力の低い人ほど $\dot{V}O_2$max の値は低いが，有疾患者ではとくに低い値を示す．$\dot{V}O_2$max の測定には設備や熟練した専門家を必要とし実測は困難なので，一般的には第3章（63～64頁）で説明したように心拍数などから推定する方法や，12分間走テストから推定する方法が用いられる．

$\dot{V}O_2$ を指標に運動処方における運動強度を設定するさいには，$\dot{V}O_2$max を 100 % として，健康人の場合にはその 50～90 % の $\dot{V}O_2$ を必要とする運動強度を選ぶ．肥満者の場合には $\dot{V}O_2$max の 50 % 以下の強度，疾患をもつ人の場合には，運動によって異常の現れる強度よりも低い運動強度を用いる．

(2) 心拍数

表6-3に示すように，健康な人の場合には各年齢ごとに運動時の心拍数と相対的運動強度の関係はほぼ一定であるので，運動時の心拍数から相対的運動強度を知ることができる（図3-7：63頁）．また，運動強度 100 % 時の最大心拍数 HRmax は，15歳以上の健康人の場合には式，$HR\text{max} = 220 -$（年齢）によって求められる（63頁）．心拍数によって運動強度を設定するさいは，最大心拍数と安静時心拍数との差から，目標とする運動強度を与えたときの心拍数を算出する．

表 6-3 主観的運動強度のとらえ方と目安

%$\dot{V}O_2$max	表現	1 分間当たりの心拍数					運動強度の感じ方
		60 歳代	50 歳代	40 歳代	30 歳代	20 歳代	
100 %	最高にきつい	155	165	175	185	190	からだ全体が苦しい
90 %	非常にきつい	145	155	165	170	175	無理，100 % と差がないと感じる，若干言葉がでる，息がつまる
80 %	きつい	135	145	150	160	165	続かない，やめたい，のどがかわく，がんばるのみ
70 %	ややきつい	125	135	140	145	150	どこまで続くか不安，緊張，汗びっしょり
60 %	やや楽である	120	125	130	135	135	いつまでも続く，充実感，汗が出る
50 %	楽である	110	110	115	120	125	汗が出るか出ないか，フォームが気になる
40 %	非常に楽である	100	100	105	110	110	楽しく気持ちよいがもの足りない
30 %	最高に楽である	90	90	95	95	95	動いたほうが楽，まるでもの足りない

[体育科学センターおよび RPF より，伊藤改変]

[（最大心拍数）−（安静時心拍数）]×[相対的運動強度(%)]＋（安静時心拍数）
＝トレーニング時の最低の目標心拍数

ただし，降圧薬などの薬物を服用している高血圧症患者や高齢者では，心拍数が運動に対して正確な反応を示さない場合があるため注意が必要である．

(3) 主観的運動強度

運動時の主観（きつい，楽であるなど）をもとにして相対的運動強度を把握できる（表 6-3）．主観的強度によって運動強度を設定する場合，健康な成人では「ややきつい」と感じる範囲の運動が有効である．

(4) 血中乳酸濃度

第 3 章（66 頁）で説明したように運動強度が強すぎると，筋肉に乳酸が蓄積し，血中乳酸濃度も上昇しはじめる（無酸素性作業閾値）．心疾患患者や薬物投与を受けている者などの場合には，強度の設定に当たって，もっとも安全な方法をとることが必要であり，血中乳酸濃度が上昇しない範囲でもっとも高い運動強度を選ぶ．

3 運動負荷検査の安全管理

表 6-4 に示す疾患を有する者には運動負荷するのは危険であるので，運動負荷検査を

表 6-4 運動負荷検査の禁忌

急性疾患
　急性心筋梗塞，呼吸器，消化器，または他の熱性疾患，静脈炎および塞栓が含まれる

活動性，慢性全身疾患（非治療）
　甲状腺，腎臓，肝臓，リウマチ性疾患，痛風等が含まれる

解剖学的異常
　非代償性弁膜性心疾患
　著明な心肥大

機能性異常
　不整脈；心室性頻拍，非治療の心房細動
　2度および3度心ブロック

［佐藤と春見，1987より］

適用してはならない．一方，運動負荷検査を適用する場合，運動に対して心拍数・血圧・心電図・自覚症状に次に示すような異常反応が出現したときには，潜在性の疾患をもつ可能性があるのでただちに負荷検査を中止し，医師の診断を受けさせる必要がある．

(1) 血圧の異常反応

強度の低い運動で収縮期血圧が急激に上昇したり，運動強度が強くなっても上昇しない，あるいは運動によって低下する場合（正常な反応では，収縮期血圧が運動強度に比例して増加する）．

(2) 心拍数の異常反応

軽度の運動で心拍数が著しく上昇する，あるいは運動により徐脈が起こる場合（正常な反応では，血圧と同様，運動強度に比例して増加する）．

(3) 心電図の異常反応

心拍頻度が不規則となる，不整脈，期外収縮などの異常心電図の発生がみられる場合．

(4) 異常な自覚症状の出現

胸中不快感，重症呼吸困難，めまい．

4 体力検査

各個人の体力にはいろいろな要素とばらつきがあるので，運動処方の決定には**体力の**

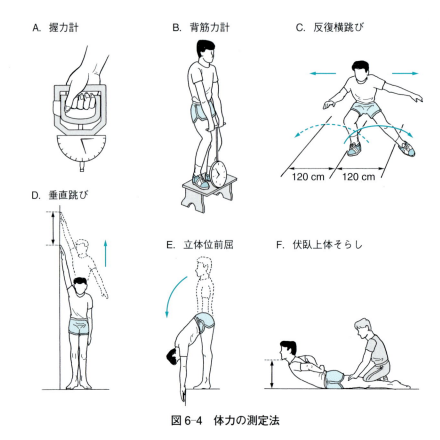

図 6-4 体力の測定法

　各要素別の水準を知っておくことが望ましい．また，体力検査は運動処方の効果の判定にも有用である．体力検査の項目については 111 頁で述べたので，ここでは主な項目の検査法と得られた結果の総合評価について説明する．

a. 筋　力

　握力計により前腕部の筋力の発生張力を測定する方法（図 6-4A）と，背筋力計を用いて全身の筋肉の力を測定する方法（図 6-4B）がある．

b. 敏 捷 性

　反復横跳びによる．床面の 3 本の平行線（間隔 120 cm）上を 20 秒間に横跳びでまたぐ回数を測定する（図 6-4C）．

c. 瞬 発 力

　垂直跳びにより脚伸筋の能力を判定する（図 6-4D）．このさいの跳躍の高さは，年齢と直線関係があるので，体力年齢の評価に適している．

B. 運動負荷検査と体力検査の実際   117

d. 柔軟性

立位体前屈によりひざを曲げずに手の中指を床にとどかせる．指が床にとどいて余る長さを測る．指が床にとどかなければ，その距離をマイナスとする（図6-4E）．あるいは伏臥上体そらしにより，床から顎までの距離を測定する（図6-4F）．これらの値は他人との比較よりも，個人の体の柔軟性の変化を調べるのに適している．

e. 全身持久力

この測定は $\dot{V}O_2max$ を知るためのもので，運動処方の基本となる重要なものである．すでに第3章で説明した踏台昇降，12分間走テストや，運動負荷を変えて心拍数を測定するプログラムの組み込まれたトレッドミルや自転車エルゴメーターによる．この項目は運動負荷検査と重複しているので，どちらかで行えばよい．

なお，医学的検査や運動負荷検査で心電図に異常がある場合には，持久力に関する検査項目を，また血圧が高い場合には筋力や瞬発力に関する検査項目を行わないようにする（表6-2：111頁）．

f. 体力の総合評価

体力検査の各項目の結果の判定のもととなる各項目の年齢別，性別の標準値を表6-5に示す．この比較により，各人の各体力要素に対する体力年齢がわかる．また図6-5のように体力要素のプロフィールを示すと便利である．

表6-5 体力判定指数の目安

体力構成要素	測定法	性別	年齢（歳）					
			20〜29	30〜39	40〜49	50〜59	60〜69	70以上
筋力	握力 (kg)	男 女	45 28	44 27	42 26	39 22	29 16	23 11
敏捷性	反復横跳び (回/20秒)	男 女	42 38	37 33	34 29	30 25	23 20	― ―
瞬発力	垂直跳び (cm)	男 女	51 39	47 31	41 26	36 22	24 14	21 9
柔軟性	立位体前屈 (cm)	男 女	6 12	5 10	2 9	−1 7	−1 5	−5 2
全身持久力	12分間走 (m)	男 女	2,360 2,125	2,350 2,060	2,250 2,000	2,160 1,900	2,125 1,800	― ―
	最大酸素摂取量 (ml/kg/分)	男 女	42 37	41 35	39 34	38 32	37 30	35 29

［橋本ら，1983より］

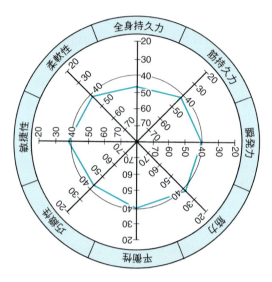

40歳の人の例であり，各体力要素について求めた体力年齢が太色線で示されている．暦年齢（細い円）と比較すると全身持久力が劣るが，他の要素はほぼ年齢相応であることが一目でわかる．

図6-5　体力プロフィール

C. 運動処方の内容

運動処方の内容には運動の ① 種目，② 強度，③ 時間，④ 頻度，⑤ 期間の五つの要素がある．これらはこれまで説明してきた調査および検査の結果をもとにして決定される．

1　運動種目

健康増進のためには，身体の持久力増大に効果のある運動種目を選択することが大切である．持久力を向上するためには，身体に O_2 を効果的に供給する能力を高める必要がある．そのためには呼吸によってとりいれた O_2 を利用してエネルギーを供給する好気性エネルギー産生機構（30～31頁）を伴う運動，すなわち全身の筋肉を使って身体を長時間よく動かすような運動が適している．たとえば歩行，ジョギング，水泳，サイクリング，スキー，スケートやダンス，ハイキング，種々のゲームなどがすすめられる．

ジョギング，ランニング，水泳，サイクリングなどは運動強度の調節が容易で一人でもできる運動種目であるので処方しやすく，もっとも効果的である．競技やゲームなどは変化に富んでいてかなり強度な運動も楽しんで行うことができるが，運動能力が低い人や身体の疾患等の危険因子をもつ人には危険を伴う場合があるので，参加者の能力に

合わせてゲームのルールを変更したり，ジョギングなどであらかじめ体力を強化増進させておくことなどが必要である．個人の健康状態，運動能力のほか，運動の嗜好，利用できる時間，用具や設備，施設環境，地理的条件や気候などをも考慮し，適当な運動種目を設定することが大切である．

2 運動強度および持続時間

　一般に健康成人の持久力向上のためには，1日に約200〜500 kcal，週当たり600〜1,500 kcalのエネルギーを消費する運動が効果的である．これは，週3回200〜500 kcalの運動を行うことを意味する．第3章で説明したように，ある運動（作業）をしているとき必要な代謝量（運動時代謝量）を基礎代謝率基準値で割った値（METS）は，個人差がなく一定なので種々の運動（作業）についてMETS値が測定されている（表3-3）．
　ここで重要なことは，これらの運動の強度が各個人の運動能力に対してどのくらいの強度なのかということである．各個人にとっての運動強度を示すのが相対的強度であり，その人の最大運動能力を100としたときの百分率（%）で表現する．
　最大運動能力からみたある運動の相対的強度の評価は，運動時の個人の最大酸素摂取量 $\dot{V}O_2max$ を指標とするのがもっとも基本的であるが（31頁），健康な人の場合，心拍数や，主観（きつい，楽である）を指標に判断することもできる．これらの値は運動処方の前に運動負荷検査を行って測定する（110頁参照）．運動の相対的強度が強すぎる（$\dot{V}O_2max$ の90%以上）と疲労がたまったり，事故や故障などさまざまな危険が生じ，弱すぎる（$\dot{V}O_2max$ の40%以下）と運動の効果がない．健康な成人の体力増進のためには相対的強度が $\dot{V}O_2max$ の50〜90%の運動（軽〜中程度の運動）を行い，目標とするエネルギーを消費するように運動時間を設定するのが効果的である．肥満者の場合は，健康成人よりも低い相対的強度の $\dot{V}O_2max$ の50%以下の運動を選び，持続時間をより長くすると，体内の脂肪の燃焼に効果がある．心疾患などの危険因子をもつ場合や高齢者などでは，心拍数が運動に対して正常な反応を示さない場合があるため，運動強度設定のさいとくに注意が必要であり，無理な運動は絶対に禁物である．このような人の場合には，血中の乳酸濃度を指標として，安全で適当な運動強度を決めることができる．

3 運動の頻度

　疲労をもち越さず，しかも前回の運動の効果が残っているあいだに次の運動を行えるように運動の頻度を決定する．たとえば，ジョギングの場合，膝に過大なストレスがかかりやすいので初期には1日1回行い，次の1日は休養するという方法をとる．健康な成人では少なくとも週3回，慣れてきたら週5回行うことが望ましい．

4　運動の期間と運動処方の調整

運動処方を実施し継続していくさい，3ヵ月に1回程度運動負荷検査を行って体力の変化を調べ，運動処方の効果を判定し，繰り返し運動プログラムの修正を行う．たとえば，運動プログラムの実行により体力が向上すると，はじめに設定した運動強度では相対的強度としては低いものとなるので，それ以上運動の効果が望めなくなることもありうる．とくに，日常運動していない人の場合，運動プログラムの実施による体力の変化が著しいので，定期的に再検査を行って運動プログラムを調整することが必要となってくる．

このプログラムの調整には開始期，漸増期および維持期の三つの段階がある．

a.　開　始　期

疲労による外傷や筋肉痛などを防ぐよう，伸展運動や柔軟運動を多くとりいれ，運動強度は低く設定する．プログラムに対する個人の適応の度合によって異なるが，この期間は通常4〜6週間である．

b.　漸　増　期

この時期には運動強度と持続時間を2〜3週間ごとに増加させ，体力の増進をはかる．

c.　維　持　期

処方開始から半年から1年経過後，すでに身につけた体力を維持するために行う．運動は継続することが重要であり，運動を中止すると身体の機能は再びもとのレベルに低下してゆく．1年間運動を続けたものを運動習慣形成者とみなす．

5　運動時の安全管理

実際に運動するさいは，まず準備運動（ウォームアップ）を5〜10分行い，主運動（トレーニング）15〜60分の後，整理運動（クールダウン）を5〜10分行う．

安全に運動を行い，効果的に体力の向上をはかるためには，主運動のみならず，運動の前後に体調を整えることが重要である．

(1)　準備運動と整理運動

準備運動：呼吸循環系の活動機能を高め，組織への酸素やエネルギー供給を円滑にし，筋肉や関節に刺激を与えることを目的とする．最初は伸展運動および軽〜中程度の筋力運動を行った後，歩行やゆっくりとしたジョギングを行う．

整理運動：運動を行ったあとに突然運動をやめて横になって休んだりすると，脚の筋肉に血液がとどこおり，一過性の低血圧や徐脈やめまいを起こし，ときには意識を失うこともありうる．歩行や軽いジョギングなどの整理運動を行い，血液が心臓に戻ること

を助けるようにする．また，脚の伸展運動により運動後の筋肉痛も防ぐことができる．運動による疲労が残るようであれば，入浴やマッサージなどにより疲労回復をはかる．そのさい，冷水や熱い湯を浴びると心臓に負担がかかり危険である．

(2) 運動の中止

運動により体力の向上をはかるためには，ある程度の負荷は必要であるが，負荷が強すぎると身体にとって危険である．運動中に次のような徴候が現れたら運動をいったん中止する．

自覚的所見：胸部の痛みや圧迫感，強い息切れ，吐き気，めまい，頭痛，脈拍の著しい増加，四肢の筋や関節の強い痛み，ふらつき，著しい疲労感．

他覚的所見：冷汗，顔面蒼白，焦点の定まらない視線，失神，唇が紫色になる，呼吸困難なようす，不安定あるいは著しく緩慢な動作．

しばらく状態をみて好転しない場合，至急医師の診療を要する．また再び運動が継続できそうな状態に回復しても，より軽度な運動を行い，無理のないようにすることが望まれる．

D. 運動処方の実際

運動処方を行うさいには，身体的条件や社会的条件，生活習慣等を把握することが重要である．実際にはどのように行うか，はじめに一般的な健康成人の例をとり上げ，運動処方の作成の手順を具体的に説明してみよう．さらに，肥満者，幼児や高齢者，糖尿病や高血圧，心疾患の患者に対する運動処方についても説明する．

1 健康成人のための運動処方の作成の手順

a. 基礎調査

運動処方の対象となる人に直接身体的条件や生活習慣についてたずねる．

【例】
年齢：30歳
性別：男性
身長：168 cm
体重：68 kg
健康状態：とくに悪いところなし
既往症：なし
運動歴：高校時代にサッカー，その後なし
運動習慣：とくになし
職業：事務系会社員

　身長，体重はほぼ標準である．

(1) 生活時間調査

1日にその人がどのような活動をどのくらい行っているかを調べ，**1日に消費するエネルギー量を算定する**．第3章（58頁）で説明したように，**個人の基礎代謝率（BMR）および1日中に行う種々の運動（作業）のMETS値を使って，1日の総エネルギー消費量の概算を行う**（第3章参照）．

30歳男性の体重1kg当たりの1日の基礎代謝率基準値は，**表3–2**（55頁）から22.3 kcalであるので，この人の1分当たりの基礎代謝率を算出すると，

$$\frac{22.3 \text{（kcal/kg/日）} \times 68 \text{（kg）}}{24 \times 60 \text{（分）}} = 1.05 \text{ kcal/分}$$

この1分当たりの基礎代謝率を基準にして1日のエネルギー消費量を算出する．1分間当たりの値を用いる理由は，1日に行う種々の運動の持続時間を分単位で計算に用いるためである．

エネルギー代謝率（METS）は，ある運動（作業）に必要なエネルギーが基礎代謝率（BMR）の何倍であるかを示した値であるので，この運動に必要なエネルギー量はBMR×METS──①式として算出できる．BMR値が1分間当たりの値なので，BMR×METSの値はこの運動1分間当たりのエネルギー量となる．

たとえば上記の人が30分間散歩するときの必要エネルギー総量（T）を求めてみよう．1分あたりの基礎代謝率は上に計算したように1.05 kcal/分，散歩のMETSは**表3–3**から2.5なので

$$T = 1.05 \times 2.5 = 2.63 \text{ kcal}$$

つまり，1分間の散歩当たり2.63 kcalのエネルギーを消費する．したがって，散歩30分間で消費するエネルギーは，

$$2.63 \text{（kcal/分）} \times 30 \text{（分）} = 78.9 \text{ kcal}$$

となる．

このように個々の作業ごとに消費エネルギー量を**表3–3**の値をもとにして，**表6–6**に示すように分単位で算出し，合計して1日［24×60（分）＝1,440分］の総エネルギー消費量を求めると1,960 kcalとなる．なお，睡眠中（$420 \div 60 = 7$時間）の1分間当たりのエネルギー消費量は基礎代謝率に等しいとする．

(2) 食事調査

1週間のあいだ食事調査を行い，**1日の平均摂取エネルギー量と栄養のバランスをチェック**する．この作業の説明は本書の範囲外なので省略するが，この人のエネルギー摂取量は2,430 kcalで運動と栄養のバランスがとれていない．

生活時間と食事の調査より，1日のエネルギー収支（エネルギー摂取量とエネルギー消費量との差）は2,430（kcal）－1,960（kcal）＝＋470 kcalで，明らかにエネルギー摂取量が運動エネルギー消費量も上まわっている．この状態が続けば肥満とこれによる合併症をおこしやすい．

表 6-6　1 日の総エネルギー消費量の計算例

成人（男）事務系会社員，年齢 30 歳，身長 168 cm，体重 68 kg，基礎代謝率（BMR）1.05 kcal/分

生活活動の種類	METS	エネルギー消費量 T＝BMR×METS（kcal/分）	時間 t（分）	総エネルギー消費量 T×t（kcal）
睡　眠	—	1.05	420	441
食　事	1.3	1.4	70	98
身じたく	1.4	1.5	60	90
入　浴	1.8	1.9	30	57
事務作業（座位）	1.2	1.3	240	312
事務作業（立位）	1.4	1.5	240	360
休　息（座位）	1.2	1.2	30	32
談　話（立位）	1.3	1.4	60	84
歩　行	2.8	2.9	40	116
通勤（電車立位）	1.4	1.5	120	180
用　事	1.4	1.5	60	90
自　由（立位）	1.4	1.5	20	30
自　由（座位）	1.3	1.4	50	70
計			1,440	1,960

注）睡眠時のエネルギー消費量は別な計算式による（本文参照）．

b. **医学的検査，運動負荷検査および体力検査**

医学的検査と運動負荷検査および体力検査を行い，疾患の有無と運動能力について調べる．詳しい記述は本章 109～118 頁になされている．この人の場合は，とくに問題はなかった．

(1) **運動負荷検査**

これは運動能力（持久力）を測定するために行う検査であり，各個人の持久力は，最大酸素摂取量 $\dot{V}O_2max$（実測もしくは推定）で評価できる（詳しくは本章 B 節を参照）．
この人の場合，

$$\dot{V}O_2max = 40 \text{ ml/kg/分}$$

体力の 5 段階評価（表 6-7）では，やや体力の低いグループにはいる．潜在性の疾患はみつからなかった．

c. **運動処方の実際（運動時のエネルギー消費量の計算法）**

この人の場合，エネルギー収支のバランスはよいが，運動不足のため，体力がやや劣っていることがわかった．持久力増進のためには 1 回 200～500 kcal，週当たり 600～1,500 kcal の運動を行い，それに合わせて食事の量も増やしていくのがよい（119 頁）．
運動強度は $\dot{V}O_2max$ の 80％ の値を選ぶと，$\dot{V}O_2$ が 40×0.8＝32 ml/kg/分の運動となる．水平面の歩行あるいは走行（ジョギング）時のエネルギー消費量は，3～6 km/時の歩行速度と 134 m/分以上のジョギング速度のさいにはかなり正確に測定できる．これは，

表 6-7　最大酸素摂取量 $\dot{V}O_2$max に基づく体力の 5 段階評価表

	年齢（歳）	低　　い	やや低い	普　　通	やや高い	高　　い
男	20〜29	〜35.1	35.2〜43.6	43.7〜52.1	52.2〜60.6	60.7
	30〜39	〜33.0	33.1〜41.5	41.6〜50.0	50.1〜58.5	58.6
	40〜49	〜30.9	31.0〜39.4	39.5〜47.9	48.0〜56.3	56.4
	50〜59	〜28.8	28.9〜37.3	37.4〜45.7	45.8〜54.2	54.3
	60〜	〜26.7	26.8〜35.1	35.2〜43.6	43.7〜52.1	52.2
女	20〜29	〜28.8	28.9〜35.1	35.2〜41.5	41.6〜47.9	48.0
	30〜39	〜24.5	24.6〜30.9	31.0〜37.3	37.4〜43.6	43.7
	40〜49	〜22.4	22.5〜28.8	28.9〜35.1	35.2〜41.5	41.6
	50〜59	〜20.3	20.4〜26.7	26.8〜33.0	33.1〜39.4	39.6
	60〜	〜18.2	18.3〜24.5	24.6〜30.9	31.0〜37.3	37.4

単位：ml/kg/分
［阿久津，1983 より］

このような速度での運動パターン（体の筋肉の使い方）は一定しているため，エネルギー必要量が運動速度に対してほぼ直線的に増大するからである．

さて，この人の場合ジョギングを行うことにすると，次のような式を用いて必要なスピードを計算することができる．

$$\dot{V}O_2 \,(\text{m}l/\text{kg}/\text{分}) = \left[\text{スピード}\, x\,(\text{m}/\text{分}) \times 0.2 \frac{(\text{m}l/\text{kg}/\text{分})}{(\text{m}/\text{分})}\right] + [3.5\,(\text{m}l/\text{kg}/\text{分})]$$

この式の後の項 3.5（ml/kg/分）は安静酸素消費量を表す．前の項は 134 m/分以上のジョギングに対するエネルギー消費量（0.2 は比例定数）である（なお，歩行の場合には上式の前項の比例定数が 0.2 ではなく 0.1 となる）．

この式からスピードを算出すると，$32 = x \times 0.2 + 3.5$ より $x = 142.5$ となり，140 m/分のジョギングがこの人にほぼ適した強度である．

140 m/分のジョギング（6.8 METS，表 3-3：57 頁）による消費エネルギーは，前述の①式（122 頁）により，

$$1.05 \times 6.8 = 7.1 \,\text{kcal}/\text{分}$$

となり，ジョギングを 20〜30 分間実施すれば目標のエネルギー量を消費できる．しかし，歩行以外ほとんど運動習慣のない人がいきなりこれだけの運動を行うのは実際には好ましくない．

まず目標の運動量の 1/2 程度から開始し，年齢や体力に合わせ，9〜16 週かけて目標に達するようにする．

(1) 開始期
　　速度：90 m/分　　運動時間：20 分
　　METS：4.8　　　　距離：1.8 km

回数：週5回

エネルギー消費量：1回 101 kcal ［1.05×4.8×20］

1週 504 kcal ［1.05×4.8×20×5］

慣れるにつれて速度を徐々に上げ，毎週一定距離を走るときの時間を少しずつ短縮するように努力し，4〜8週間で次のプログラムに移れるようにする．

大切なことは，決して無理をしないことである．体調や天候が悪い日は思いきって休むか，運動量を大幅に減らすようにする．

(2) 漸増期

速度：120 m/分　　運動時間：20分

METS：6.0　　距離：2.4 km

回数：週4回

エネルギー消費量：1回 126 kcal ［1.05×6.0×20］

1週 504 kcal ［1.05×6.0×20×4］

3〜4週間のあいだに徐々に距離を伸ばし，その後さらに3〜4週間かけて速度をはやめ，次のプログラムに移れるようにする．

速度：140 m/分　　運動時間：25分

METS：6.8　　距離：3.5 km

回数：週4回

エネルギー消費量：1回 179 kcal ［1.05×6.8×25］

1週 714 kcal ［1.05×6.8×25×4］

このプログラムが最初の目標運動量，運動強度，および持続時間をほぼ満たしている．しばらくこのプログラムを実行した後，運動負荷検査を行い，新しい目標を設定し，プログラムを変更していくのがよい．なおこのさいに，表4-1（75頁）に示した最大酸素摂取量が，目標の目安の一つとなる．

2　肥満者のための運動処方

第1章（4〜5頁）で説明したように，肥満は食事によるエネルギー摂取量が生活活動によるエネルギー消費量を上まわり，余分のカロリーが脂肪となって身体に蓄積されることによって起こる．ここで身長160 cm，体重72 kgの40歳の主婦の例をとり上げてみよう．図6-6の旧厚生省発表の身長と体重のバランスの標準を示したグラフによると，この女性はふとりすぎであることがわかる．また，皮下脂肪の厚さの測定（9頁）を行ったところ，皮脂厚が45 mmであったので，表6-8により，体脂肪30％の軽度の肥満と判定された．

次に，この人の1日の生活を調べ，エネルギー収支を計算した（表6-9）．40歳女性の基礎代謝率基準値は表3-2（55頁）から21.7 kcal/kg/日なので，58，122頁の計算法により，この人の1分間当たりの基礎代謝率（BMR）は1.09 kcal/分となる．身体活動

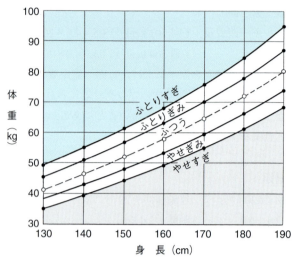

図6-6 肥満とやせの判定表（40〜49歳女子）
[厚生省]

表6-8 皮脂厚による肥満の判定基準

性別	年齢階級（歳）	軽度の肥満		中程度の肥満		高度の肥満	
		皮脂厚(mm)	体脂肪(%)	皮脂厚(mm)	体脂肪(%)	皮脂厚(mm)	体脂肪(%)
男	6〜8	20	20	30	25	40	30
	9〜11	23	20	32	25	40	30
	12〜14	25	20	35	25	45	30
	15〜18	30	20	40	25	50	30
	成人	35	20	45	25	55	30
女	6〜8	25	25	35	30	45	35
	9〜11	30	25	37	30	45	35
	12〜14	35	25	40	30	50	35
	15〜18	40	30	50	35	55	40
	成人	45	30	55	35	60	40

皮脂厚＝上腕部＋背部
[長嶺による]

レベルとしては，1日に約2,300 kcalのエネルギーを消費している．この値は表3-7（61頁）からみると，高い生活活動強度（標準値2,300 kcal以上）に相当する．しかしこれは，肥満による基礎代謝率（BMR）の増大によるものであって，この人が高い生活活動を行っているためではない．この人は食物摂取総量が多く，油脂や甘いものの摂取が多いため，摂取エネルギーが非常に多い．差し引きすると，摂取エネルギーが消費エネルギーを850 kcal上まわっている．すなわち多くの肥満者と同様，過食による肥満であり，食事制限と運動処方の併用により，肥満を改善する必要がある．

表 6-9 肥満者の総エネルギー消費量の計算例

成人（女）主婦，年齢 40 歳，身長 160 cm，体重 72 kg，基礎代謝量（BMR）1.09 kcal/分

生活活動の種類	METS	エネルギー消費量 BMR×METS＝T（kcal/分）	時間 t（分）	総エネルギー消費量 T×t（kcal）
睡　眠	—	1.09	480	523
食　事	1.3	1.42	80	114
身じたく	1.4	1.53	50	77
入　浴	1.8	1.96	50	98
炊　事	2.3	2.51	150	377
掃除（電気掃除機）	2.4	2.62	40	105
洗濯（洗濯機）	2.0	2.18	40	87
買　物	2.3	2.51	40	100
休　息	1.2	1.31	90	118
雑　談	1.3	1.42	120	170
歩　行	2.8	3.05	30	92
自　由（立位）	1.4	1.53	60	92
（座位）	1.3	1.42	210	298
計			1,440	2,251

$$
\begin{array}{rl}
摂取エネルギー & 3{,}101\ \text{kcal} \\
-)\ 消費エネルギー & 2{,}251\ \text{kcal} \\
\hline
+ & 850\ \text{kcal}
\end{array}
$$

注）睡眠時のエネルギー消費量は別な計算式による（本文 58 頁参照）．

a. 運動処方の実際

　減量の目的のためには 1 日約 800 kcal 程度のエネルギーを消費する運動が望ましい．無理のないプログラムからはじめて，慣れてきたら次に述べるようなプログラムを実行する．

　すでに図 2-14（31 頁）に示したように，**運動強度が $\dot{V}O_2max$ の 50％以下の運動では糖質と同じくらいの割合で脂質がエネルギー源として利用されるので，体脂肪を減らすためには $\dot{V}O_2$ が $\dot{V}O_2max$ の 50％以下の運動がよい．**

　段階的運動負荷検査を行ったところ，6.0 METS 程度の強度の運動により，$\dot{V}O_2/\dot{V}O_2max$ の値が 50％となった．そこで，6.0 METS 程度の運動，120 m/分のジョギングあるいはゆっくりした水泳を選んだ（ゆっくり持続的に泳ぐ水泳は，体重の重い人にとって膝を痛める心配がないので，なるべくとりいれるとよい）．

　運動によるエネルギー消費量を計算すると，
$$BMR \times METS = 1.09 \times 6.0 = 6.54\ \text{kcal/分}$$
となった．

　このような運動により 1 回に 800 kcal のエネルギーを消費するために必要な時間は，
$$800 \div 6.54 = 122\ 分$$
となる．

この運動を週4回行うと，1週間につき約3,200 kcalが消費される．このうち脂肪の利用率を50%とすると，脂肪1gは7.3 kcalに相当するので，

$$3,200 (\text{kcal}) \times 50 (\%) \div 7.3 (\text{kcal/g}) = 219.2 \text{ g}$$

の脂肪が毎週減少することになる．

減量はあまり急激に行うのは健康上好ましくない．最大限1ヵ月当たり2 kgを目標とする．

以上の運動処方に食事の栄養処方を組み合わせ，1ヵ月当たり1.5 kg減量するためには1日の摂取エネルギーをいくらにしたらよいか計算してみよう．

脂肪1.5 kgが燃焼すると，

$$1,500 (\text{g}) \times 7.3 (\text{kcal/g}) = 10,950 \text{ kcal}$$

が発生する．消費エネルギーの半分が脂肪の燃焼によるものとすると，脂肪を10,950 kcal燃焼させるには，

1ヵ月当たり：10,950 (kcal) × 2 = 21,900 kcal

1日当たり：21,900 (kcal) ÷ 30 (日) = 730 kcal ─────────── ①

つまり，1日当たりのエネルギー収支を−730 kcalにしなければならない．

前に述べた生活に運動処方が加わると，1日当たりのエネルギー消費量は，

[{2,251 (kcal) × 7 (日)} + {800 (kcal) × 4 (回)}] ÷ 7 (日) = 2,708 kcal ─────────── ②

となる．①と②から，摂取エネルギーを消費エネルギーより730 kcal少なくするには，

$$2,708 (\text{kcal}) - 730 (\text{kcal}) = \underline{1,978 \text{ kcal}}$$

したがって，1日の摂取エネルギーを約2,000 kcalに制限する必要がある．

【留意点】

① 以上の例のように，体脂肪10〜30%の軽度の肥満の場合には，軽度の食事制限と適切な運動により肥満の解消をはかることが可能であるが，体脂肪30%を超える中等度以上の肥満の場合には，運動により腱や関節を痛めたり，心臓に負担をかける危険性を伴うので，医師の指示のもとに食事制限を主体とし，軽度な歩行や体操などを併用する程度にとどめるのがよい．

② 肥満者は，糖尿病，心疾患，高血圧，肝臓病など多くの疾病や障害を伴っていることが多いので，健康調査，医学的検査を行い，合併症の有無を確認して運動処方をすることが望まれる．上述の疾病を有する場合には，おのおのの疾病を考慮して運動処方をする．

3 幼児のための運動処方

幼児期の運動は神経系の発達や筋力の増大に欠かせないものである．幼児期の運動によって筋力，持久力，とくに敏捷性が養われる．さまざまな運動反射も運動によって幼児期に形成される．

【留意点】
① 体全体の筋肉の発達を促すようにいろいろな運動をすることが大切である．
② 遊びを中心とした中での運動が大切である．
③ 幼児期は神経系の発達期に当たり，敏捷な動作をすることによって身体運動の調節力を発達させることが重要である．このためとくに楽器演奏やゲーム，なわとび，遊戯などが大切である．
④ 幼児は筋力をはじめ，すべての器官が成長段階にあり持久力がない．したがって，大人や年上の子と同じ運動を強制してはいけない．
⑤ 運動を長時間続けてはいけない．
⑥ 姿勢や歩行もこの時期に調整するのが望ましい．とくに扁平足の場合には，はだしでの運動も有効である．

4 高齢者のための運動処方

高齢者では，運動不足により，筋肉・関節・骨等に萎縮が起こりやすく，一方，身体活動の低下に伴い，精神活動も低下する場合が多い．高齢者の運動処方は，体力および精神活動の維持・増進を目的とする．精神的ストレスの原因の除去はとくに重要である．したがって運動をいかに楽しむかを考慮すると，適当な運動としては歩行（散歩），ゴルフ，水泳，太極拳，ヨガ，ゲートボールなどがあげられる．

【留意点】
① みずから意欲をもって運動することが重要なので，その人が好んで実行できる運動種目を選ぶことが必要である．
② 高齢者は一般に運動能力が低いので，最初はとくに歩行などの運動強度の小さい運動からはじめる．急激な変化に富む運動は避け，休憩時間を頻繁にとりいれるなど，無理のないように注意する．
③ 日常あまり使用しない関節や筋肉も動かす運動を含むようにして，これらの萎縮を防止することが望ましい．
④ すでに運動不足により筋肉，関節，骨等に萎縮を起こしている場合には，無理な力を加えると損傷を起こすことがあるので，介添を最少にするように心がけ，自分で運動させるようにする．
⑤ 寝たきり高齢者の場合には，体位変換を一定時間ごとに自分でさせるような運動を行わせる．

5 発育期の子供のための運動処方

発育期の子供は，身体の成長につれて，各器官が神経系，筋肉系，呼吸循環器系の順序に発達する．それぞれの器官系がよく発達する時期にそれにふさわしい運動をトレー

ニングに用いなければならない．一般に幼少期には神経系の発達を促すような運動，たとえば仰向き姿勢からの起き上がり運動などを行う．この時期は神経系の発達が不十分であり，心肺機能を調整する能力に欠けている．したがって $\dot{V}O_2max$ も小さいので，筋肉系を発達させる激しい運動は不適当である．小学校高学年から中学生になると，筋肉系の発達を促す運動，たとえば腕立伏屈伸，懸垂屈伸あるいは短距離走（40〜60 m のスピード走）などが適当である．中学高学年から高校生では，呼吸循環器系の発達を促すような運動，つまり持久走のように身体の持久力をつける長距離持久走が適当である．なお，小学校高学年（10歳前後）以後になると，男女の性差が現れてくる．

女子は成長のピーク，成長の停止ともに男子よりも早期に起こり，女子の体重当たりの $\dot{V}O_2max$（ml/kg/分）は年齢とともに減少してゆく．女子は体重の増加にみあった呼吸循環器の機能の向上がないためである．したがって代表的な有酸素的トレーニングである持久走を行う場合には，女子は男子よりも早い時期にはじめるべきである．また思春期の女子は月経の開始と体脂肪の急激な増加による体重増加などのため，運動に対して心理的・身体的不利をきたす．思春期の女子はトレーニングに対してこのような大きなハンディキャップがあることを考慮すべきである．

6 妊婦のための運動処方

妊娠時には食欲不振，肩こり，腰痛などが起こりやすく，また，胎児の発育に伴い下半身の血行が悪くなりがちである．適度な運動は，これらの症状の改善に役立つ．

妊婦には医師や助産師の指導のもとに，足腰の運動と呼吸を主とした妊婦体操がすすめられている．このような運動は分娩に対する緊張を除き，さらに分娩のための筋力を強化する効果がある．

【留意点】
① 妊娠中はバレー，テニスなどの急激な運動は適さず，温水での水泳や上記の妊婦体操などがよい．疲れたときはただちに中止する．
② とくに妊娠3〜5ヵ月までは流産の可能性が高く，足の運動や呼吸法などの軽い運動にとどめたほうがよい．
③ 妊娠時の女性のエネルギー必要量は妊娠していないときに比べて約10〜20％増加している．したがって，妊娠時には非妊娠時と異なり，活動によって消費するエネルギーよりもエネルギー摂取量が上まわっていること，つまりエネルギー収支が正であることが望ましい．
④ 妊娠高血圧症候群をはじめ糖尿病など他の疾患を伴う場合には，運動をすると流産や早産につながるおそれが高いので注意する．

7　糖尿病患者のための運動処方

　第1章（12頁）で説明したように，糖尿病はインスリンの不足による糖代謝の障害によって起こる疾患である．一般に糖尿病患者にとって安静は不可欠なものではなく，食事療法や薬物療法などで血糖値が正常にコントロールされていれば，適度な運動をすることで組織のインスリン感受性を高め，インスリン必要量を低下させることができることが知られている．したがって病状や合併症などをよく考慮にいれた運動処方を行うことで，飛躍的に病態の改善が期待できる．

【留意点】
糖尿病にはその原因から次の二つの型がある．

(1)　1型糖尿病

　このタイプの糖尿病は，膵臓におけるインスリン産生・分泌の低下が原因で起こり，治療にはインスリン投与が不可欠である．

① 運動療法は運動により身体に貯えられたエネルギーを使うことであり，エネルギー源として血液中のグルコース（血糖）も利用されることになる．したがって1型糖尿病ではインスリン投与により血液中のグルコース濃度上昇が抑えられているため，急激な運動により血液中のグルコース濃度の低下（低血糖）を起こすことがある．したがって，血糖が低下している空腹時や食前の運動は避けることが望ましい．

② また逆に血糖が食事療法や薬物療法でよくコントロールされておらず，血糖が高い状態の患者が運動を行うと，ケトン血症という症状を起こすことがある．したがって①の場合と同様に事前に患者の血糖値をよく把握しコントロールしておくことが望ましい．

③ このタイプの糖尿病患者は合併症として血管障害をもつ場合が多い．このような患者には急激な血圧上昇を伴う運動は避けたほうがよい．

(2)　2型糖尿病

　このタイプの糖尿病は，インスリン分泌は正常だが，糖代謝に利用されるインスリンの作用が減弱するために起こる．とくに肥満傾向の中高年者に多い．

① このタイプの糖尿病患者の多くは，過食，運動不足，肥満などに伴って発症する．したがって食事療法，運動処方の併用により肥満を解消することが最良の治療法である．肥満をなくせば脂肪の体全体に占める割合を低下させ，糖代謝に必要なインスリンの量を増大させることが期待できる．

② このタイプの糖尿病患者は高血圧，脂質異常症を合併症としてもつことが多いので，この点も考慮にいれて運動強度を決めることが大切である．

　1型，2型に共通する運動処方の具体例としては，運動後に心拍数が150〜160％に増加するような歩行，ジョギング，水泳など1日約20〜30分，週2回程度行うことが

すすめられる．

8 高血圧の人のための運動処方

高血圧には原因がはっきりしない本態性高血圧と，腎炎，内分泌疾患あるいは心臓血管系の疾患などが原因として起こる二次性高血圧とがある．二次性高血圧はその原因の除去が治療上もっとも大切であり，運動は諸臓器への負担が大きくなり，むしろ害となる場合が多い．運動処方によって血圧を下げる効果が期待できるのは本態性高血圧で，それも軽度の高血圧患者ほどその効果が大きいと考えられている．この運動処方の効果の機序として，体脂肪の減少や，末梢血管抵抗の低下などが考えられている．適切な運動処方を行えば収縮期圧 18〜5.8 mmHg，拡張期圧 14〜4.6 mmHg 程度の血圧低下が期待できる．

【留意点】

高血圧患者に対して運動処方を行う場合には，とくに患者の症状を十分に把握して決めることが重要である．したがって患者の状態について医師とよく相談して処方しなければならない．高血圧の症状の程度は，WHO の定義で，度合いが進むにつれて I, II, III 型の三つに区別されている．これらの型にはいらないような軽度な高血圧は境界型高血圧症と呼ぶ．それぞれの病態に対する運動処方の留意点について述べる．

(1) 境界型高血圧症と WHO-I 型

これらの比較的軽度な高血圧患者の場合，一般に最大酸素摂取量 $\dot{V}O_2max$ の 50 % 程度の強度の運動，たとえば軽い体操，歩行や水泳など 1 日約 30〜60 分，週 2〜3 回程度で 3 ヵ月以上長期的に行うことがすすめられる．

(2) WHO-II 型

WHO-II 型の高血圧患者は高血圧からくる臓器障害をもっているので，その障害の程度を考慮に入れて，運動強度や頻度を決めなければならない．心肥大，尿タンパクや腎機能が中等度低下している場合には運動処方は行わないほうがよい．

(3) WHO-III 型

WHO-III 型は高血圧からくる心不全，眼底出血，脳における出血など諸臓器に重大な障害を伴っている．したがって運動処方は行ってはならない．

9 心疾患患者のための運動処方

心疾患（とくに狭心症）では，運動量が体力の限界を超えることが発作の原因となることが知られている．したがって，医師の管理に基づいた運動処方を行うことが必要で

ある．医師の管理下に行う適切な運動は，狭心症発作を起こす運動量の上限を上げ，発作を起こしにくくすることが期待される．さらに，心疾患に伴う跛行や腰痛を緩和したり，心疾患の症状を悪化させる肥満の解消にも役立つ．

【留意点】
① 心疾患患者においては運動はたいへん有効な場合もあるが，非常に危険を伴う場合も多い．したがって患者の症状および状態をしっかり把握することが不可欠であり，とくに処方前の診断および運動負荷検査の実施が必要である．
② 患者自身が運動の限界点を判断できるよう，主観的狭心痛レベルを把握させておく．運動中に不快感が持続する場合や，医師からみて危険な徴候が現れた場合はただちに運動を中止する．
③ もっとも効果的な運動強度は狭心症の発作を起こす運動強度の70〜80％の強度であるが，初期プログラムは40〜60％程度からはじめる．
④ プログラムのあいだに休み時間を入れ，間欠的に運動を行ったほうがよい．上肢を含むすべての主要な筋肉を使うような運動種目（軽いランニングやストレッチ体操）を選び，息こらえをしないよう指導する．
⑤ 運動開始時，終了時には少なくとも10分間ぐらいの十分な準備および整理運動が必要である．
⑥ 投薬を受けている患者にはとくに注意を要する．ニトログリセリンや利尿薬などを服用している場合には，血圧の低下を起こす可能性がある．

練習問題

（1）運動処方作成のさいに必要な四つの段階とは何か．
（2）運動負荷検査の主な目的を二つあげよ．
（3）運動負荷の種目および方法にはどのようなものがあるか．
（4）体力検査の項目にはどのようなものがあるか．
（5）運動負荷検査で$\dot{V}O_2max$を測定するのは何のためか．
（6）運動処方の内容の五つの要素とは何か．
（7）体脂肪を減らすのに効果的な運動の強度について説明せよ．
（8）幼児や高齢者のための運動処方を行うさいに注意すべきことをおのおの述べよ．
（9）糖尿病患者のための運動処方を行うさいに注意すべきことは何か．

参 考 書

(五十音順)

1. アメリカスポーツ医学会(編):運動処方の指針　原書第8版 運動負荷試験と運動プログラム,日本体力医学会体力科学編集委員会(監訳),南江堂,2006.
2. 猪飼道夫:運動生理学入門,杏林書院,1979.
3. 岡崎光子(編):新・栄養指導論　改訂第2版,南江堂,2010.
4. オストランド,ラダール:オストランド運動生理学,朝比奈一男(監訳),大修館書店,1976.
5. ガイトン:ガイトン生理学　原書第11版,御手洗玄洋(総監訳),エルゼビアジャパン,2010.
6. 岸　恭一,上田伸男,塚原丘美(編):運動生理学　人体の構造と機能　第2版,講談社,2011.
7. 杉　晴夫(編著):人体機能生理学　第5版,南江堂,2009.
8. 中野昭一(編):図説・運動の仕組みと応用,医歯薬出版,2001.
9. 中野昭一(編):図解生理学,医学書院,2000.
10. 菱田　明,佐々木敏(監修):日本人の食事摂取基準(2015年版),第一出版,2014.
11. 山岡誠一ほか:運動と栄養,杏林書院,1990.
12. 山本順一郎(編):運動生理学　第3版,化学同人,2014.

索　引

■ 和文索引

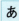
あ

アイソフォーム　89
亜鉛（Zn）　99
アクチン（分子）　18, 88
アクチンフィラメント　18, 20, 21, 24
握力計　116
アセチルコリン　23, 25
アセチル補酵素 A（アセチル CoA）　30, 94, 95, 96
アデノシン三リン酸　☞ ATP
アデノシン二リン酸　20
アトウォーター係数　50
アドレナリン　55
アボガドロの原理　52
アミノ酸　86, 87, 93, 94
アラニン-グルコースサイクル　97
アルカリ食品　106
安静時心拍数　81
安静時代謝率　51, 56

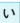
い

硫黄（S）　99
胃潰瘍　13
1 回換気量　34
1 回呼吸量　34, 35, 36
1 回拍出量　39, 40
一定負荷法　112
遺伝暗号の転写　85
遺伝子　84, 89
　　——によるタンパク質合成のしくみ　88
インスリン　12, 103, 131
インターバルトレーニング　71

う

右心室　39
右心房　39
運動強度　30, 31, 32, 96, 119, 127
　　主観的　113
　　相対的　113
運動時のエネルギー代謝率　56
運動時の安全管理　120
運動種目　118
運動処方　14, 109, 118, 120, 121, 127
　　医学的検査（スクリーニング検査）　109

維持期　120
開始期　120, 124
基礎調査　109
高血圧の人　132
高齢者　129
食事調査　122
心疾患患者　132
生活時間調査　122
漸増期　120, 125
糖尿病患者　131
妊婦　130
発育期の子供　129
肥満者　125
幼児　128
運動持続時間　96, 97
運動神経　24, 25
運動選手
　　——のエネルギー消費量　101
　　——の休養期　102
　　——の食事　100
運動単位　24
運動ニューロン　23, 24, 25, 27
運動の中止　121
　　自覚的所見　121
　　他覚的所見　121
運動頻度　119
運動負荷検査　109, 110, 111, 112, 123, 127
　　安全管理　114
　　測定項目　113
運動不足　2, 3, 5
運動プログラム　120

え

栄養素　4, 38
　　——のエネルギー　49
　　——の過剰　2, 4, 5, 14
　　——の相互変換　98
　　——の燃焼　50
エキセントリック収縮　21, 22
エネルギー換算係数　50
エネルギー供給　30
　　糖質と脂質の利用比　30
エネルギー産生（機構）　28, 93, 94
エネルギー収支　4
エネルギー消費量　57
　　1 日の——　58, 123
　　運動時の——　123
　　運動選手の——　101
　　肥満者の——　127

エネルギー摂取　101
エネルギー代謝　49
エネルギー代謝率測定　51
　　間接法　52
　　直接法　51
エネルギー比率　101
エルゴメーター　110
延髄　36
塩素（Cl）　99

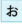
お

横隔膜　34, 70
横行小管　19, 23, 25
横紋　17
オーバートレーニング　106
オールアウト走　72

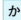
か

外呼吸（肺呼吸）　32, 39
解糖　29, 94
カウプ指数　8
化学受容器　36
可逆性の原則　77
拡張期血圧　45
カスケード反応　88, 89
ガス交換　39
活性酸素　100
活動電位　22, 23, 25, 28, 36, 39, 40
カフェイン　105
過負荷の原則　74
カリウム（K）　99
カルシウム（Ca）　98, 105
カルシウムイオン（Ca^{2+}）　23
加齢　12
カロリー　4
感覚神経　27
換気量　34, 36, 37, 66
関節の角度　21
完全強縮　25, 26
肝臓の機能障害　12

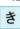
き

気管　33
気管支　33
基礎代謝率　54, 59
　　——に影響を及ぼす因子　54
基礎代謝率基準値　54, 119
基礎代謝量　54
拮抗筋　21

索　引

き

気道　32, 33
吸息　34
休養　13
　　運動選手の――　102
胸腔　34
胸腔内圧　33, 34
強縮　24, 27
狭心症　11
筋原繊維　17
筋持久力　81, 111
筋収縮様式　21
筋小胞体　18, 24, 25
筋神経接合部　24
筋節　17, 18
筋繊維　17, 20, 23, 69, 89
　　機械的ストレス　88
　　ミクロの損傷　88
　　――の活動電位　23
筋肉増強剤　106
筋の緊張　26, 56
筋フィラメントの滑り機構　20, 21
筋紡錘　27
筋力　111, 116

く

クエン酸サイクル（クレブスサイクル）　30, 31, 94, 95, 96, 97, 99
屈筋　21
グリコーゲン　29, 31, 93, 94, 96, 103
　　――貯蔵量　102
　　――の枯渇　102
グリセロール　93, 94
グルコース　30, 93, 94, 97
クレアチン（Cr）　28
クレアチンリン酸　28, 37
クレアチンリン酸機構　28, 29, 31, 37, 69, 95
クレブスサイクル クエン酸サイクル
クロスブリッジ　18, 20, 21, 24

け

血圧　44, 115
血圧計　45
血管の形態　42
血管運動中枢　42
血管平滑筋　42, 81
血中乳酸濃度　114
血流の調節　44
嫌気性エネルギー産生機構（嫌気性機構）　28, 37, 69, 94
嫌気的運動　69
嫌気的トレーニング　69
健康寿命　2

健康の増進　1, 2
　　栄養士の役割　14
　　――のための運動　32

こ

交感神経　39, 42
好気性エネルギー産生機構（好気性機構）　28, 30, 31, 32, 70, 94, 96, 97
好気的運動　69
高血圧（症）　1, 5, 10, 12, 45, 128
　　本態性――　132
　　二次性――　132
抗酸化物質　100
抗重力筋　26, 28
甲状腺ホルモン　55
巧緻性　111
高比重リポタンパク　83
呼吸運動　33, 34
呼吸器系　32
　　――機能増大　70, 88
　　――の構成　33
呼吸計　35, 52, 53
　　開放式　52
　　閉鎖式　52
呼吸中枢　36, 37
呼吸熱量計　51
呼吸の調節　36
呼吸比　52
個人差の原則　76
呼息　34
骨格筋　17, 21, 44
　　構造　17
　　収縮時エネルギー供給　28
　　収縮するしくみ　19
　　収縮の神経系による調節　22
　　――の最大張力　22
骨格筋繊維　17, 20, 25
骨粗鬆症　12, 14, 84, 98
コドン　85, 86, 87
コバルト（Co）　99
コルチゾール　55
コレステロール　83
コロトコフ音　45
コンセントリック収縮　21, 22

さ

細気管支　33
細静脈　39, 42
最大酸素摂取量　30, 61, 75, 113, 119
　　心拍数による測定　63
　　直接法による測定　62
最大心拍数　63, 81
　　近似値 V̇O₂max
細動脈　39, 42
細胞呼吸 内呼吸

細胞増殖因子　89
サイロキシン　55
左心室　39
左心房　39
サプリメント　105
残気量　35
酸素　32
酸素摂取量　66
酸素摂取量占有率　72
酸素負債　37, 38, 99
三大栄養素　4, 49, 54
三連構造　19

し

自覚症状　115
持久力トレーニング　82
死腔　34
仕事エネルギー　49
脂質（脂肪）　4, 30, 32, 49, 54, 93, 94, 96, 101, 128
脂質異常症　5, 83
持続トレーニング　71
自転車エルゴメーター　62
シナプス　22, 23, 28
シナプス顆粒　23
脂肪肝　12, 14
脂肪酸　30, 31, 93, 94, 96
社会的条件　109, 121
収縮期血圧　45
収縮性タンパク質　18, 88
柔軟性　111, 117
12分間走テスト　64, 113, 117
終末槽　19
主運動　120
主観的運動強度　114
循環器系　38
　　――機能増大　70, 88
瞬発力　111, 116
準備運動　120
消化器潰瘍　13
消費エネルギー　5
静脈　39, 42
　　――の弁　46
食事摂取基準　59, 60, 100
食事調査　122
食事バランスガイド　107
食事誘発性熱産生　55, 103
　　脂質のみ　55
　　タンパク質のみ　55
　　糖質のみ　55
食物のエネルギー　49
自律神経　42
　　――の反射　70
自律神経系機能異常　13
伸筋　21

索　引

心筋梗塞　11, 12
神経筋接合部　23, 25
神経細胞　22
神経線維　22
神経線維末端　22, 23
心室　39
心疾患　1, 5, 128
心臓　39, 80
　　──の拡張期　39
　　──の収縮期　39
　　──の神経による拍動の調節　39
　　──のスターリングの法則　40
　　──のポンプ作用　38
腎臓　38
心臓血管系疾患　12, 45, 70
身体活動レベル　59
　Af 値との関係　59
身体持久力　70
身体的条件　109, 121
伸長性収縮　21, 22
伸長反射　28
心電計　40
心電図　40, 115
　　──の波形　41
心拍　39
心拍出量　39, 45
心拍数　39, 40, 44, 70, 113, 115, 119
心房　39, 40

 す

随意筋　22
推定エネルギー必要量　60, 61
水溶性ビタミン　94, 95
スタートコドン　85, 87
ステロイド　106
ストップコドン　85, 87
スポーツ心臓　80

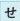 せ

生活時間調査　122
生活習慣病（成人病）　1, 4, 83, 109
　　──を引き起こす主な要因　1
精神的ストレス　13
整理運動　120
世界アンチ・ドーピング機構　106
脊髄　25
赤筋　26
赤血球　33, 80
摂取エネルギー　5
セレン（Se）　100
全か無かの法則　22, 26
全身持久力　111, 117
漸増的負荷法　112
全肺容量　35
前毛細血管括約筋　42, 43

 そ

速筋　26
速筋線維　27

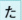 た

体温調節機構　104
体格指数　8
体脂肪　8
体脂肪率　10
体脂肪率測定器　10, 11
大静脈　39, 42, 70
大動脈　39, 42
大動脈圧　45
第二の心臓　46
大脳皮質運動領　22, 23, 25
体密度　8
体力検査　111, 115, 123
体力の増進　70
脱アミノ基反応　94, 95, 97
炭酸ガス　32
単収縮　24, 26, 27
短縮性収縮　21, 22
炭水化物　101
タンパク質　4, 49, 54, 93, 94, 97, 101
　アイソフォーム　88
　合成　85, 86, 87, 89
　設計図　86

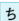 ち

遅筋　26
遅筋線維　27
チトクローム　99
中枢神経系　22, 25
調節タンパク質　24, 88
貯蔵エネルギー　49
貯蔵脂肪　96

 つ  て

痛風　12

低血圧症　45
低比重リポタンパク　83
デオキシリボ核酸　☞ DNA
適応過程　88
適応現象　76
鉄（Fe）　99
転移 RNA　☞ tRNA
電子伝達系　30, 31
伝達物質　23
伝令 RNA　☞ mRNA

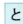 と

銅（Cu）　99

糖質（炭水化物）　4, 30, 31, 49, 54, 93, 94, 97
糖質ローディング　103
等尺性収縮　22
等張性収縮（等張力性収縮）　21, 26
糖尿病　1, 5, 12, 128
　1 型　131
　2 型　131
洞房結節　39, 40
動脈　39, 42
動脈硬化　1, 10, 12, 83
　予防　83
ドーピング　106
特異性の原則　75
特異動的作用　55
トリヨードサイロニン　55
トレーニング　15, 69, 89, 109
　栄養補給　102
　　──持続時間　72
　　──頻度　72, 73
トレーニング効果　74, 77
　遺伝子による──　84, 89
　筋繊維　77
　骨密度　78
　心拍数からみた──　81
トレーニングの原則　73
　可逆性の原則　77, 81
　過負荷の原則　74
　個人差の原則　76
　特異性の原則　75
　　──$\dot{V}O_2max$ の特異性　76
　　──局所変化の特異性　76
トレッドミル　62, 110
トロポニン　18, 24, 88
トロポミオシン　18, 24, 88

 な

ナイアシン　94, 95
内呼吸（細胞呼吸）　32, 33, 39
内臓脂肪型肥満　4
ナトリウム（Na）　99

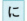 に  ね  の

二次性高血圧　132
乳酸　30, 37, 69
乳酸性機構　28, 29, 31, 37, 69, 94, 95
ニューロン　22
尿素　97
認知症　14

熱エネルギー　49
熱中症　104

ノイローゼ　13
ノルアドレナリン　55

肺 38, 80
肺拡散容量 80
肺活量 35, 36
肺呼吸 ☞外呼吸
肺静脈 39
肺動脈 39
肺胞 33, 39
廃用委縮 15
爆発熱量計 ☞ボンブカロリーメーター
発汗 104
白筋 26
バルサルバ動作 70
パントテン酸 94, 95

ビオチン 94, 95
皮下脂肪 8, 9
皮下脂肪型肥満 4
鼻腔 32, 33
皮脂厚 125
皮脂厚計 9
ビタミン 95, 105
ビタミンB_1 94, 95
ビタミンB_2 94, 95
ビタミンB_6 94, 95
ビタミンB_{12} 94, 95
ビタミンC 94, 95, 100, 105
ビタミンE 100, 105
ビタミン摂取 101
非タンパク呼吸比 53
肥満 4, 5, 8, 12, 109, 125, 128
　解消 83
　防止 31
　──による身体の障害 10
肥満者 127
肥満度 4, 5, 6, 9, 11
　BMIによる判定 5
　体格指数 8
　標準体重 6
肥満とやせの判定表 6, 7
標準体重 5
ピルビン酸 29, 94
疲労 26
貧血症 99
敏捷性 111, 116

ふ

不完全強縮 25, 26
副交感神経 39, 42
副腎髄質ホルモン 55
副腎皮質ホルモン 55
太いフィラメント 17

フードガイド 107
踏台昇降 63, 110
不眠症 13

平均血圧 45, 46
平衡性 111
ペースメーカー 39
ヘモグロビン 30, 33, 80, 99

補酵素 95
補酵素Q10 100
細いフィラメント 18
歩調とり部 39
本態性高血圧 132
ボンブカロリーメーター 49, 50

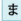

毎分換気量 36
マグネシウム（Mg） 99
末梢血管系 80
マンガン（Mn） 99
マンシェット 44

ミオグロビン 99
ミオシン（分子） 17, 88
　アイソフォーム 90
　──心筋 90
　──頭部 17
ミオシンフィラメント 17, 20, 21, 24
ミトコンドリア 30
ミネラル 98, 99, 105

無酸素運動 69
無酸素性エネルギー産生機構
　☞嫌気性エネルギー産生機構
無酸素性作業閾値 66
無酸素トレーニング 69

迷走神経 39
メッツ ☞METS

毛細血管 33, 39, 42, 80, 81
　──の血圧 45
　──の血流の調整 43

有酸素運動 69
　──による心肺機能増大 71
有酸素性エネルギー産生機構
　☞好気性エネルギー産生機構
有酸素トレーニング 70, 79, 80, 82, 83

葉酸 94, 95
ヨウ素（I） 99
腰痛症 12
予備吸気量 34, 35
予備呼気量 35

リボソーム 85, 86, 87, 88, 89
リン（P） 98
臨界心拍数 81
リン酸（Pi） 28

ルブナー係数 49

レベリングオフ 62

ローマン反応 28
ローレル指数 8
肋骨 34

■欧文索引

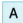

ADP 20
Af（activity factor） 59, 60
　基礎代謝率の倍数 59
AT（anaerobics threshold） 66
ATP 19, 24, 28, 30, 69, 95
　──産生反応 93
　──の供給 31
A帯 18, 20, 21

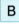

BM（basal metabolism） 54
BMI 5, 6
BMR（basal metabolic rate） 54, 127
β-カロテン 100, 105

Ca^{2+} 23, 25
Ca^{2+}ポンプ 24
cal 4
c-fos 89
CO_2 32

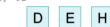

DIT（diet induced thermogenesis） 55
DNA 84, 85, 88, 89

EER（estimated energy requirement） 60

HDL 83

*HR*max 63, 81
　——近似値　☞ V̇O₂max
H 帯　18, 20, 21

I　**L**　**M**

I 帯　18, 20, 21

LDL　83

METS　56, 74, 119, 127
　RMR との関係　56
mRNA　85, 86, 87, 88, 89

N　**O**　**P**

NaCl　104

O₂　32
O₂ 分圧　80

P 波　40

Q　**R**　**S**

QRS 波　40

RMR（relative metabolic rate）　56, 74
RQ（respiratory quotient）　52

SDA（specific dynamic action）　55

T　**V**

tRNA　85, 86, 87

T 波　40

V̇O₂max　30, 31, 61, 62, 63, 75, 103, 113, 119, 127
　簡便法　63
　心拍数による測定　63
　直接法による測定　62
　——の個人差　64

W　**Z**

WADA（World Anti-Doping Agency）　106

Z 帯　18, 21

やさしい運動生理学（改訂第2版）

2006年12月20日	第1版第1刷発行	編著者	杉　晴夫
2015年8月10日	第1版第8刷発行	発行者	小立健太
2016年12月1日	第2版第1刷発行	発行所	株式会社 南江堂
2022年9月10日	第2版第3刷発行		☎113-8410 東京都文京区本郷三丁目42番6号

☎（出版）03-3811-7236　（営業）03-3811-7239
ホームページ https://www.nankodo.co.jp/
印刷 壮光舎印刷／製本 ブックアート
装丁　渡邊真介

An Introduction to Exercise Physiology
© Nankodo Co., Ltd., 2016

定価は表紙に表示してあります．
落丁・乱丁の場合はお取り替えいたします．
ご意見・お問い合わせはホームページまでお寄せください．

Printed and Bound in Japan
ISBN 978-4-524-25969-4

本書の無断複製を禁じます．

JCOPY〈出版者著作権管理機構　委託出版物〉
本書の無断複製は，著作権法上での例外を除き禁じられています．複製される場合は，そのつど事前に，出版者著作権管理機構（TEL 03-5244-5088，FAX 03-5244-5089，e-mail: info@jcopy.or.jp）の許諾を得てください．

本書の複製（複写，スキャン，デジタルデータ化等）を無許諾で行う行為は，著作権法上での限られた例外（「私的使用のための複製」等）を除き禁じられています．大学，病院，企業等の内部において，業務上使用する目的で上記の行為を行うことは私的使用には該当せず違法です．また私的使用であっても，代行業者等の第三者に依頼して上記の行為を行うことは違法です．